Christian Mürner
Nieren im Kontext der Kulturgeschichte(n)

Christian Mürner

Nieren im Kontext der Kulturgeschichte(n)

Sozialer Umgang mit chronischer Krankheit, Dialyse, Organspende und Organtransplantation

BELTZ JUVENTA

Der Autor

Christian Mürner, geb. 1948 in Zürich, seit 1977 in Hamburg, Dr. phil., freier Autor und Behindertenpädagoge; Lehraufträge an der Universität Innsbruck und der Hochschule für Heilpädagogik Zürich.

Dieses Buch ist erhältlich als:
ISBN 978-3-7799-9093-2 Print
ISBN 978-3-7799-9094-9 E-Book (PDF)
ISBN 978-3-7799-9095-6 E-Book (ePub)

1. Auflage 2025

Verlagsgruppe Beltz
Werderstraße 10, 69469 Weinheim
service@beltz.de

Satz: xerif, le-tex
Druck und Bindung: Beltz Grafische Betriebe, Bad Langensalza
Beltz Grafische Betriebe ist ein Unternehmen mit finanziellem Klimabeitrag
(ID 15985-2104-1001)
Printed in Germany

Weitere Informationen zu unseren Autor:innen und Titeln finden Sie unter: www.beltz.de

Inhalt

Vorwort

Nieren gehören zu den am häufigsten gespendeten und transplantierten Organen. In diesem Kontext wird über sie relativ oft in der Öffentlichkeit diskutiert. Dabei sind sie, obwohl zu zweit, unscheinbare Organe. Ihre manchmal schmerzlose Erkrankung kann weitreichende Folgen haben. Die lebenswichtigen Funktionen der Nieren werden manifest. Die medizinische Vorbeugung und Behandlung reicht von regelmäßigen Blut- und Ultraschalluntersuchungen, Ernährungs- und Gewichtskontrolle bis hin zur Blutwäsche (Dialyse) und Transplantation.

Kulturgeschichtlich betrachtet spielen die Nieren eine auf den ersten Blick ebenso unauffällige Rolle. Sprichwörter, Romane, Bilder und Debatten über ihren Status im Zusammenhang mit moralischen Grundfragen und politischen Regelungen der Organspende und Organtransplantation eröffnen jedoch Perspektiven, die auch ihre soziale und symbolische Bedeutung hervorheben.

Die folgenden kulturgeschichtlichen Texte wurden nahezu alle in den vergangenen Jahren erstmals in der in Mainz erscheinenden Zeitschrift DIATRA (Nephrologie, Transplantation, Diabetologie) publiziert. Sie sind vor allem thematisch orientiert, haben aber einen persönlichen Hintergrund. Nach gut einem Jahr Dialyse spendete mir Gesche-M. Cordes 2018 eine ihrer Nieren, transplantiert als AB0-inkompatible Lebendspende, aufgrund meiner Zystennieren, einer autosomal-dominanten polyzystischen Nierenerkrankung (ADPKD). Dankbarkeit und Verbundenheit begleiten Therapie und Immunsuppression.

Seine Nieren liegen sehr warm

Sprichwörter zu einem Zwillingsorgan

Sprichwörter können bekanntlich komplexe Zusammenhänge unterhaltsam zusammenfassen. Doch werden sie ernst genommen? Sind sie heute noch von Interesse? Sprichwörter erreichen ihre Wirkung durch Veranschaulichung. In der Werbung sind sie unbeirrt beliebt. Alte Gesundheitssprichwörter wie *Allzu viel ist ungesund* oder *Der Urin bestimmt die Medizin* sind genauso attraktiv. Mit Sprichwörtern zu möglichen Heilbehandlungen scheint die Kluft zwischen der Umgangssprache und der Fachterminologie überwindbar, beispielsweise zwischen den Nierenbeschwerden und der Nephrologie.

Um die Bedeutung der Sprichwörter zu betonen, begann Karl Friedrich Wilhelm Wander (1803–1879) die Vorrede seiner epochalen Sammlung mit den Worten: „Man hat die Sprache das Herz des Volks und die Sprichwörter die Adern genannt, die das Blut nach allen Teilen des Körpers leiten."[1] Sprichwörter zählte man um 1840 zur „Weisheit auf der Gasse",[2] aber sie können auch als Binsenwahrheiten oder als Trivialkultur verkannt werden.

Mehr als 250.000 Sprichwörter und sprichwörtliche Redensarten, gesammelt in 50 Jahren, erschienen in Wanders „gewaltigem Werk"[3] in fünf Bänden zwischen 1862 und 1880. Die Publikation des letzten Bandes erlebte er nicht mehr. Wander war der Sohn eines Schneiders in Schlesien. Er wurde Lehrer, aber 1845 suspendiert, weil man ihn wegen seiner freiheitlich-demokratischen Haltung als „Aufwiegler und Verführer" verdächtigte, nicht zuletzt auch wegen seiner „neuen Sprichwörter für die Kinder". Er galt als der „rote Wander", aber sein Sprichwörter-Lexikon durfte mit Recht im Untertitel „Ein Hausschatz für das deutsche Volk" heißen.[4]

Unter dem Stichwort „Nieren" finden sich sechs Einträge. Das erste Sprichwort bei Wander lautet: *Durch die Nieren muss man's Haupt purgiren.*[5] Vielleicht war Mitte des 19. Jahrhunderts das Wort „purgieren" (für „reinigen" oder „läutern") ge-

---

1 Deutsches Sprichwörter-Lexikon. Herausgegeben von Karl Friedrich Wilhelm Wander, Directmedia, Digitale Bibliothek, Band 62, Berlin 2004, Bd. 1, S. 5. Wander nahm damit eine sinnentsprechende Formulierung des Publizisten Jacob Venedey (1805–1871) auf. Ebd., S. 8.

2 Johann Michael Sailer: Die Weisheit auf der Gasse. Sinn und Geist deutscher Sprichwörter, Frankfurt a. M. 1996.

3 Vgl. https://de.wikisource.org/wiki/ADB:Wander,_Friedrich_Wilhelm (23.12.2019)

4 Ebd.

5 Deutsches Sprichwörter-Lexikon. Herausgegeben von Karl Friedrich Wilhelm Wander, Directmedia, Digitale Bibliothek, Band 62, Berlin 2004, Bd. 3, S. 1028.

bräuchlich, heute kann man sagen, dass es auch wegen des eher unüblich gewordenen „Hauptes“ ein vergessenes Sprichwort ist. Dies verwundert, denn das Sprichwort nimmt Bezug auf die lebenswichtige Funktion der Nieren als „Kläranlage des Körpers“, um nicht von den Nephronen zu sprechen, den etwa zwei Millionen filigranen Röhrchen der Nieren, die jede Minute gut einen Liter Blut filtern und entgiften.[6]

Die Niere als paarweise angelegtes, etwa zehn Zentimeter großes und rund 300 Gramm schweres, bohnenförmiges, rotbraunes inneres Organ spielt in Sprichwörtern im Vergleich zu anderen Körperteilen wie Herz, Magen oder Darm eine kulturgeschichtlich geringe Rolle. Weder das Phänomen, dass sich mit nur einer Niere uneingeschränkt leben lässt, noch die Verdoppelung schufen Sprichwörter oder sprichwörtliche Redensarten. Die Bezeichnung „Zwillingsorgan“ wäre dafür eigentlich prädestiniert. Bei den sehr schmerzhaften Nierensteinen oder bei Leistungsversagen ist ihre medizinische Bedeutung trotz der kaum merklichen Existenz jedoch beträchtlich. Die Nieren „liegen“ in der Lendengegend beidseits der Wirbelsäule, in der Gegend des Oberkörpers, die man auch vieldeutig als „das Kreuz“ bezeichnet, das in romanischsprachigen Gegenden kurzerhand mit „den Nieren“ gleichgesetzt wird.[7]

Die weiteren fünf Einträge in Wanders Sprichwörter-Lexikon sind mit einem Sternchen (*) gekennzeichnet. Das bedeutet, dass sie weniger zu den Sprichwörtern zählen als zu den sprichwörtlichen Redensarten. Sprichwörter definiert man als kurze, allgemein bekannte Lebensregeln in konstanten Sätzen, während die sprichwörtliche Redensart als „offener verbaler Ausdruck“[8] bestimmt wird.

Zwei Eintragungen bei Wander thematisieren, dass die Nieren in schützende Fettkapseln eingebettet sind. Die Redensarten lauten: *Seine Nieren liegen sehr warm.* Das heißt, dieser Mensch lacht und scherzt gern, es geht ihm gut. Und in der Mundart der Stadt Meurs (Moers): *Den leken (liegen) ock de Nierkes wärm.* Zwei zusätzliche Einträge an anderer Stelle des Sprichwörter-Lexikons bringen Nieren und Fett weiter ins Gespräch: *Geizhälse und Nieren stehen im Fette, aber sie bleiben mager.*[9] Sowie: *Er verließ mich mit dem Fett der Nieren.* Hier fügt Wander folgende Erläuterung hinzu: „Er nahm auch das Geringste mit, was ihm gehörte. Daher entlehnt, weil, wenn jemand ein Schaf schlachtet, einige von den Zuschauern die Niere oder

---

6 (ang) in Bezug auf einen Vortrag von Tobias B. Huber, zit. nach https://www.gesund heitsakademie-uke.de/das-geht-an-die-nieren/(23.12.2019).

7 Rudolf Schenda: Gut bei Leibe. Hundert wahre Geschichten vom menschlichen Körper, München 1998, S. 18.

8 Lutz Röhrich, Wolfgang Mieder: Sprichwort, Stuttgart. 1977, S. 3; vgl. Lutz Röhrich: Lexikon der sprichwörtlichen Redensarten, Bd. 1, Freiburg 1994, S. 14.

9 Deutsches Sprichwörter-Lexikon. Herausgegeben von Karl Friedrich Wilhelm Wander, Directmedia, Digitale Bibliothek, Band 62, Berlin 2004, Bd. 5, S. 1320.

das sie umgebende Fett als eine Sache, die der Schlachtende den Leuten zu geben schuldig sei, wegnehmen."[10]

Den Stichwort-Eintrag *Hä es iäm üm de Nieren as de Katte üm den heten Brîer* erklärt Wander wie folgt: „Er weiß nicht, wie er ihm ankommen soll." Es besteht keine Klarheit oder es ist eine unangenehme Sache, ein Jammer. Ein weiterer Eintrag, den er offenbar wie andere auch von einem ebenfalls Sprichwörter sammelnden Berufskollegen übermittelt bekam, lautet bei Wander: *Dem will ich auf die Nieren treten.* Das ist als eine deutliche Drohung[11] gemeint. Eine Firma mit *kräftigen Nieren (reins solides)* hat viel Kapital und Einfluss und wird der Konkurrenz *die Nieren zerschlagen (casser les reins).*[12]

Diese sprichwörtlichen Redewendungen können als verwandt mit *Jemandem die Nieren quetschen* verstanden werden, was so viel heißt wie „hart zusetzen".[13] Sie kann aber auch der folgenden, bekanntesten Redensart, die Wander nennt, entsprechen: *Es geht ihm an die Nieren.* Das heißt, dass diesen Menschen etwas empfindlich und ernsthaft trifft, dass ihm etwas sehr nahegeht, ihn betrübt und belastet oder ihn aufregt, dass ihm etwas schonungslos oder unerträglich erscheint, ihm auf die *Nerven geht* und Stress erzeugt. Vergleichbar spricht man von: *Etwas frisst ihm an den Nieren.* Es wird gesagt, dass diese Sprichwörter mit der mittelalterlichen Vorstellung der Nieren als „Sitz der Gemütsbewegungen"[14] und des „Geschlechtstriebs" zusammenhingen, da „ertappten Ehebrechern bisweilen" die Nieren herausgeschnitten worden seien. Im „Handwörterbuch des deutschen Aberglaubens" heißt es, dass für den „Naturmenschen" die Geschlechtsteile und die Nieren als „Seelenträger" zusammengehörten, „der Phallus als der äußere, die Niere als das innere Körperteil".[15]

Doch galt die Niere wie das Herz auch als „Sitz der Lebenskraft". Deshalb die heute noch sehr geläufige sprichwörtliche Redensart, die bei Wander allerdings fehlt: *auf Herz und Nieren prüfen.*[16] Sie kann sich auf jemanden oder auf etwas beziehen, zum Beispiel wird ein neuer Mitarbeiter begutachtet oder das Auto kontrolliert, ob es ordnungsgemäß funktioniert. Und man sagt: „Patienten, die eine Herz- oder Nierenerkrankung haben, sollten dieses Sprichwort sogar wörtlich nehmen."[17] Damit wird zwar angedeutet, dass man in der Regel

---

10 Ebd., Bd. 1, S. 1559.

11 Lutz Röhrich: Lexikon der sprichwörtlichen Redensarten, Bd. 3, Freiburg 1994, S. 1097.

12 Rudolf Schenda: Gut bei Leibe. Hundert wahre Geschichten vom menschlichen Körper, München 1998, S. 178.

13 Lutz Röhrich: Lexikon der sprichwörtlichen Redensarten, Bd. 3, Freiburg 1994, S. 1097.

14 Ebd., ebenfalls die folgenden drei zitierten Ausdrücke.

15 Handwörterbuch des deutschen Aberglaubens, hrsg. von Hanns Bächtold-Stäubli, Bd. 3, 2000 (1931), S. 730. Das Stichwort „Niere" fehlt im Lexikon, auch im Nachtrag.

16 Ebd.

17 Vgl. https://www.josef-krankenhaus.de/neuigkeiten/medien-presse/nachricht/news/detail/News/patientendienstag-hypertonie-und-das-zusammenspiel-von-herz-und-niere-1.html (23.12.2019).

ein Sprichwort nicht wortgetreu versteht, dies aber in dem genannten Zusammenhang inhaltlich sinnvoll ist. Die Redewendung wird verweltlicht und erhält über ihren alttestamentarischen, religiösen Symbolcharakter hinaus einen lebensweltlichen, persönlichen und medizinisch aufklärenden Bezug. Darin, dass Nieren- und Herzspezialisten (Nephrologen und Kardiologen) auf Sprichwörter zurückgreifen, könnte man das erkennen, was man heute Adhärenz nennt, eine wechselseitige Vereinbarung ohne Bevormundung. Es geht um die gemeinverständliche Nachvollziehbarkeit und Beständigkeit von Vorsorge- oder Therapieabsprachen. Da etwa die Hälfte der chronisch kranken Menschen nach einem Jahr den anhaltend notwendigen Behandlungsplan vernachlässigt, erscheint die Suggestion eines doch angeblich schon ewig gültigen Sprichworts gerade angemessen.[18]

In Psalm 7, 10 steht: *Du, gerechter Gott, der Du die Herzen und Nieren prüfst, gerechter Gott.*[19] Auch in Jeremia 11, 20 heißt es: *Der HERR der Heerscharen aber richtet gerecht, er prüft Nieren und Herz.*[20] Und aus dem Neuen Testament, Offenbarung 2, 23, lässt sich zitieren: *Alle Gemeinden werden dann erkennen, dass ich es bin, der Herz und Nieren erforscht.*[21] Es handelt sich um die gründliche Überprüfung des Gewissens oder in umgekehrter Richtung um mangelnde Einsicht in Gottes Allmacht. *Gott kannst Du niemals betrügen, weil er ein Schaffer der Nieren und des Herzens ist.*[22] Leicht wird übergangen, dass hier stets die Nieren und das Herz in einem Atemzug genannt werden, obwohl das Herz doch in der Regel real und metaphorisch als der Bedeutungsschwerpunkt eingeschätzt wird. Wenn aber gesagt wird, die sprichwörtliche Redensart *auf Herz und Nieren prüfen* stamme aus der Bibel und sei durch sie populär geworden, dann trifft das zu und ist zugleich ungenau, denn viele Sprichwörter, die in der (vielfach übersetzten) Bibel schriftlich festgehalten wurden, „gehörten bereits der mündlichen Tradierung an".[23] Wenn man einer Sache auf den Grund geht, könnte man nach Wander auch folgendes Sprichwort verwenden: *Dem Bock an die Nieren greifen.*[24]

---

18 Vgl. Eduardo Sabaté: WHO, Adherence to Long Term Therapies Project., Global Adherence Interdisciplinary Network., & World Health Organization. Dept. of Management of Noncommunicable Diseases. (2003). Adherence to long-term therapies: evidence for action. Geneva: World Health Organization. Zit. nach https://de.wikipedia.org/wiki/Adhärenz (11.12.2024).

19 Zit. nach Zürcher Bibel, Zürich 2007, S. 723. Vgl. in Ps 73, 21: *Als mein Herz verbittert war / und ich stechenden Schmerz in den Nieren spürte, / da war ich ein Narr und hatte keine Einsicht, dumm wie ein Vieh war ich vor dir.* Ebd., S. 782.

20 Ebd., S. 1048. Vgl. in Hiob 16, 13: *erbarmungslos durchbohrt er meine Nieren*, ebd. S. 688 und Hiob 19, 27: *In meinem Innern verzehren sich meine Nier,* ebd. S. 691.

21 Ebd., Neues Testament, S. 412.

22 Abrahamisches Parömiakon des Abraham a Sancta Clara, aus dessen Schriften gezogen [...] von Carl Friedrich Wilhelm Wander, Breslau 1838, S. 380.

23 Lutz Röhrich, Wolfgang Mieder: Sprichwort, Stuttgart. 1977, S. 31,

24 Deutsches Sprichwörter-Lexikon. Herausgegeben von Karl Friedrich Wilhelm Wander, Directmedia, Digitale Bibliothek, Band 62, Berlin 2004, Bd. 1, S. 417

Im Buch der Sprüche 23,16[25] des Alten Testaments trifft man noch auf die Redewendung: *Und meine Nieren jubeln, wenn deine Lippen reden, was recht ist,* die Martin Luther wie folgt übersetzte: *vnd meine Nieren sind fro.* Bezöge man diese Formulierung auf Luthers Nierenkoliken, würde man die allgemeine Sentenz, die die Redlichkeit symbolisiert, über Gebühr personalisieren. Wenn ein Sprichwort allerdings zur Schmerzminderung beitrüge, dann könnte man sich aufrichtig freuen. Waren mit dem Nierenstein und dem Urin die starken Schmerzen „von ihm gegangen",[26] saß Luther wieder am Schreibtisch. In „Luthers Sprichwörtersammlung" steht: *Wer nyrn ißt, der wird nymer sat.* Im Kommentar hob man hervor, dass „nyrn" scherzhaft zugleich „nirgend" und „Nieren" bedeute.[27]

Der zitierte ernstzunehmende medizinische Zusammenhang der Untersuchung von Herz und Nieren hebt neben den quantifizierenden Befunden und genormten Daten auch die qualitative Bedeutung des körperlichen und psychischen Gleichgewichts für die Gesundheit und Behandlung von Krankheiten hervor. Der Sprachforscher Helmut A. Seidl (geb. 1951) hat eigens „Medizinische Sprichwörter" gesammelt.[28] Der Untertitel nennt das Werk „Das große Lexikon deutscher Gesundheitsregeln" und stellt fast 5.000 sprichwörtliche, volkstümliche Rezepte aus den letzten 500 Jahren alphabetisch und thematisch zusammen. Titel und Untertitel sind attraktive Ausdrücke, dabei handelt es sich bei den Sprichwörtern und Redewendungen um kulturelle, sprachliche Stile und Haltungen, die weniger eingreifend als beruhigend, sowohl pointiert als auch amüsant erscheinen. Seidl betont, dass „nicht bei allen Gesundheitssprichwörtern" das Volk als Urheber gelten könne, sondern dass manches von der frühen „Schulmedizin" übernommen wurde.[29] Eine Überprüfung der medizinischen Sprichwörter habe ergeben, dass 80 Prozent durchaus als „heute noch richtig bzw. nützlich" eingestuft werden könnten.[30] Seine Einleitung beschließt Seidl aber mit dem Hinweis, dass es sich bei seinem Lexikon um keinen medizinischen Ratgeber handle und er keine Haftung für eventuelle Schäden bei der konkreten Anwendung eines Sprichworts übernehme.[31] (Das gilt natürlich auch für die in diesem Aufsatz genannten Sprichwörter und Redensarten.) Zu den Nieren ist bei Seidl das bei Wander zitierte Sprichwort zur Möglichkeit des „Purgierens des Hauptes" erwähnt, mit der Bedeutung, dass harntreibende Mittel gegen die

25 Zit. nach Zürcher Bibel, Zürich 2007, S. 881.

26 Vgl. Hans-Joachim Neumann: Luthers Leiden. Die Krankheitsgeschichte des Reformators, Berlin 1995, 2. Auflage, S. 86, S. 118, S. 125 f.

27 Vgl. https://archive.org/stream/deutschesprichw00seiluoft/deutschesprichw00seiluoft_djvu.txt; vgl. Luthers Fabeln und Sprichwörter, Reinhard Dithmar (Hrsg.), Frankfurt a. M. 1989, S. 181.

28 Helmut A. Seidl: Medizinische Sprichwörter. Das große Lexikon deutscher Gesundheitsregeln, Darmstadt 2010.

29 Ebd., S. 19.

30 Ebd., S. 28.

31 Ebd., S. 33.

Migräne helfen würden.[32] Purgieren hat aber in anderen Sprichwörtern auch eine eher negative Bedeutung, es könne eine Krankheit desto mehr anregen.[33] Dann findet sich noch das rätselhafte Sprichwort: *Der Magen ist der Mund der Nieren.*[34]

Die hypothetische, esoterische und heilpraktische Behauptung, dass die Nieren im menschlichen Körper den Bereich und die Konflikte einer Partnerschaft repräsentieren würden, bezieht sich auf vermutete „vergiftete" Gedanken und problematische „psychische Hintergründe".[35]

Die Aktualität der Nieren steht heute vor allem im Kontext der Debatte um die Organspende und Organtransplantation sowie beim illegalen Organhandel. Zur gespendeten und transplantierten Niere gibt es (noch) keine sprichwörtliche Redensart, obwohl nach der oft langen Wartezeit und dreimal wöchentlich vierstündiger Dialyse Ausdrücke wie „ein neues Leben"[36] oder ein „Geschenk fürs Leben"[37] daran anklingen.

Abbildung 1: Niere, rechts, transplantiert, Sonografie 2020

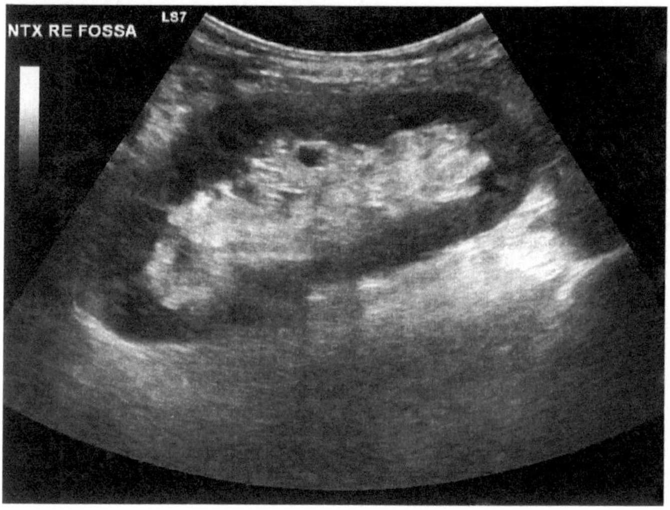

32 Ebd., S. 343.
33 Vgl. ebd., S. 272, S. 360.
34 Ebd., S. 307.
35 Vgl. Thorwald Dethlefsen, Rüdiger Dahlke: Krankheit als Weg: Deutung und Bedeutung der Krankheitsbilder, München 2008, S. 238. Vgl. auch https://www.heilraum-stuebiger.de/organsprache-nieren/(11.12.2024).
36 Vgl. z. B. Ratgeber: https://www.bundesverband-niere.de/angebot/downloads (23.12.2019).
37 Vgl. z. B. https://www.apotheken-umschau.de/Niere/Nierenlebendspende-Geschenk-fuers-Leben-554117.html (23.12.2019).

Es ist zudem unwahrscheinlich, dass ein Titel eines Krimis wie „Nieren für St. Pauli“[38] das Potenzial für ein Sprichwort haben könnte, auch wenn hier das kriminelle Geschäft, dass arme chinesische Seeleute eine ihrer gesunden Nieren an einen dubiosen Händler verkaufen sollen, zu Recht in ein schlechtes Licht gerückt wird. Auch ein seltsamer Slogan wie „Nierenwo ... lernst du mehr!“ auf dem Titel des „Lehrbuchs für Nieren- und Hochdruckkrankheiten 2017“[39] hat kaum Chancen als Redewendung. Die pragmatische, verkürzende, die Person vernachlässigende Ausdrucksweise „Die Niere kommt bitte auf Zimmer 9“[40] ist fehl am Platz.

Einige Sprichwörter und sprichwörtliche Redewendungen lassen sich auch nach Ansicht der Sprichwortforschung (der Parömiologie) nur schwer abgrenzen von „geflügelten Worten“, von Aphorismen oder Maximen, von gängigen Zitaten oder Metaphern. Einig ist man sich über ihre Popularität und darüber, dass sie „ohne ausgesprochen lehrhaften Ton doch lehrhafte Wirkung erzielen“,[41] wie es die Brüder Grimm in ihrem *Deutschen Wörterbuch* fein ausgedrückt haben.

Die Rolle des Zwillingsorgans der Nieren in den Sprichwörtern kann nicht wie in der Medizin eindeutig diagnostiziert werden. Wie bei der Mehrzahl der Sprichwörter erscheint ihre Benutzung ambivalent: einerseits positiv ausgerichtet, andererseits untergründig negativ, sowohl die Kommunikation fördernd als auch begrenzend. Einige ermöglichen eine einfache Verständigung unabhängig von sozialen oder kulturellen Unterschieden, andere sind erklärungsbedürftig oder bleiben geheimnisvoll. Diese Doppeldeutigkeit mag als Nachteil erscheinen, aber die Ambivalenz hält die Auseinandersetzung aufrecht. Sie fordert den kreativen Umgang mit sprichwörtlichen Redensarten heraus. Wie das furchteinflößende, schließlich zweckdienlich gewendete Sprichwort: *Kann man dem Feind nicht an die Nieren, so muss man ihn hofieren.*[42]

---

38 Reimer Boys Eilers: Nieren für St. Pauli, Norderstedt 2018.

39 Akademie Niere (Hrsg.): Lehrbuch für Nieren und Hochdruckkrankheiten 2017, Münster 2017.

40 Zit. nach Frank Liedtke, Astrid Tuchen (Hrsg.): Handbuch Pragmatik, Stuttgart 2018, S. 110; vgl. Jochen Vollmann: Die Galle auf Zimmer 7. Welche Medizin wollen wir?, Berlin 2019, S. 15; Vgl. Anton Čechovs Erzählung „Krankenzimmer Nr. 6“, vgl. https://de.wikipedia.org/wiki/Krankenzimmer_Nr._6 (05.01.2020), hier nimmt die Beziehung zum Patienten für den Arzt einen entgegengesetzten Ausgang als bei der Intention der distanzierten Version, er wird selbst als krank erklärt.

41 Deutsches Wörterbuch von Jacob Grimm und Wilhelm Grimm, Leipzig 1854–1961, Bd. 17, Sp. 66. Vgl. http://dwb.uni-trier.de/de/ (23.12.2019).

42 Deutsches Sprichwörter-Lexikon. Herausgegeben von Karl Friedrich Wilhelm Wander, Directmedia, Digitale Bibliothek, Band 62, Berlin 2004, Bd. 1, S. 970.
(Ich bedanke mich bei Herrn Prof. Dr. med. Friedrich Thaiss für Gespräche zu diesem Text.)

Wenn die Nieren in Urlaub gehen

Dialyse, Organspende und Transplantation in erzählender Literatur

Nieren sind lebenswichtig. Wie unentbehrlich sind Erzählungen? Schriftstellerinnen und Schriftsteller, literaturwissenschaftlich und philosophisch Tätige begreifen sie als Urphänomen. Erzählende Literatur und Fantasie ermöglichen ein erweiterndes Verständnis, indem sie Stimmungen thematisieren. Erfahrungsberichte können ein Mittelding zwischen Erzählungen und den in Medizin und Psychologie bekannten Fallgeschichten mit Klassifizierungen der Befunde darstellen.

Erzählungen wirken in der öffentlichen Aufmerksamkeit oft attraktiver als medizinische Faktendarstellungen des menschlichen Körpers und seiner Organe. Das Herz wird in Buchtiteln von Romanen – der Langform von Erzählungen – viel häufiger genannt als in Fachbüchern. Nieren hingegen scheinen literarisch ohne Belang. Wird dieses Zwillingsorgan übergangen, weil es „tief" im Körperinnern liegt und „still und leise" funktioniert? Doch wenn die Nieren versagen, merkt man ihre existenzielle Bedeutung.

Ich habe zum Thema Essays von Michel de Montaigne aus dem Jahr 1588 und von Annie Freud von 2018 ausgewählt. Essayistische Abhandlungen verknüpfen persönliche, sachliche und literarische Formen. Sie bilden den Rahmen meiner spezifischen Nacherzählungen von vier Romanen bzw. Erfahrungsberichten, in denen Nieren und Nierentransplantationen eine Rolle spielen: von Vladimir Nabokov, 1947, Rocco Fortunato, 1999, Slavenka Drakulić, 2006 und Tabea Hertzog, 2019.

Ich beginne aber mit einer Abbildung, sie stammt aus dem erstmals 1901 erschienenen, weitverbreiteten Buch mit dem Titel „Die Frau als Hausärztin" von Anna Fischer-Dückelmann (1856–1917). Die Illustration zeigt die „Harnorgane", sie werden in der Legende nach Nummern in der Zeichnung aufgelistet. Fig. 16 hat eine ovale, leicht grau unterlegte Form. Sie gleicht einem länglichen Gesicht. Unter der Obhut des Zwerchfells, das die kurz geschnittene Frisur bildet, wirken die Nieren gewissermaßen wie traurig blickende Augen. Die bruchstückhaft angedeutete Bauchschlagader und Vene sind mit den Nieren verbunden und formen die Nase. Die Harnleiter gestalten die Nasolabialfalten zwischen Nase und Mund. Die Blase steht anstelle des Kinns oder scheint – als Mund gedeutet – fließend eine Geschichte zu schildern. Meine ausschmückende Beschreibung leiht sich einen erzählenden Tonfall, der für diejenigen, die die Abbildung nicht sehen, eine Veranschaulichung versucht.

Abbildung 2: Harnorgane, aus Anna Fischer-Dückelmann: Die Frau als Hausärztin, Stuttgart 1911, S. 27.

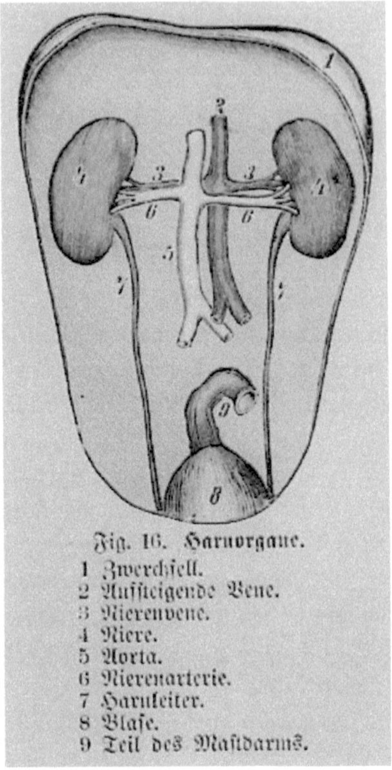

Michel de Montaignes (1533–1592) Essay „Über die Erfahrung"[1] ist ein Beispiel für die Veranschaulichung des Zusammenhangs von Erfahrung und Erzählung. Im dreizehnten und letzten der berühmten Essays des französischen Edelmanns findet sich gleich zu Beginn der Satz: „Wenn wir mit dem Denken nicht weiterkommen, behelfen wir uns mit der Erfahrung." Ein paar Seiten später notiert Montaigne: „Die Medizin ist der praktischen Erfahrung ureigenste Domäne, die ihr das theoretische Denken denn auch voll und ganz überlassen wird."[2]

Montaigne gilt gewöhnlich als Medizinkritiker, er sagt, die Medizin verspreche viel, halte aber wenig. Er gehe selten zum Arzt, weil dieser ihn von oben herab mit „vorgefertigten Meinungen" belästige. Montaigne lehnt es ab, „Übel mit Übel zu kurieren", das heißt: „Mit einer Nierenkolik und gleichzeitig dem Verbot geschlagen zu sein, sich dem Genuss von Austern hinzugeben – das sind zwei Übel

1 Michel de Montaigne: Essais, 1588, nach der von Hans Stilett übersetzten Ausgabe, Frankfurt a. M. 1998, S. 537–566.

2 Ebd., S. 544.

für eins. Die Krankheit drangsaliert uns auf der einen Seite, die Diät auf der andern." Montaigne sagt, die Ärzte sollten ihre Verordnung auch mit dem Verlangen der Kranken koordinieren. Könnte nun dies nicht auch als das, was man heute Adhärenz nennt, gedeutet werden? Seine Argumentation ist weniger pauschal als eher persönlich. Er schreibt: „Das Nierenleiden ist oft nicht weniger lebenskräftig als der Mensch; man sieht Kranke, denen es von Kindheit an bis in ihr höchstes Alter die Treue hielt, und hätten sie es nicht selbst im Stich gelassen, wäre es bereit gewesen, ihnen weiter Gesellschaft zu leisten." Dann direkt auf sich bezogen: „Meine Nieren sind ein Menschenalter lang unverändert gesund geblieben, und es ist fast schon ein zweites her, dass sich ihr Zustand zu ändern begann. Die Übel dauern ihre Zeit wie die Wohltaten. [...] Die Nierenkoliken haben den Vorzug, dass sie hernach wie weggeblasen sind. [...] Und hier noch eine besondre Gunstbezeigung meiner Krankheit: Sie treibt ihr Spiel nahezu für sich und lässt mich das meine treiben (und wenn ich es einmal nicht tue, dann nur aus Mangel an Mut). Während der heftigsten Koliken habe ich schon zehn Stunden im Sattel durchgehalten. Man ertrage das Leiden einfach, eine andre Verhaltensregel braucht man nicht!"[3] Das klingt heroisch, doch ließe sich nicht entscheiden, ob Montaigne sich mit seiner originellen Vorstellungskraft und Ironie über seine Krankheit hinwegtäusche.[4]

Ein Essay, der von Erfahrungen handelt, wird selbst auf Erfahrungen zurückgreifen, das heißt, das Ich stimmt mit dem Autor überein und ist kein literarischer Ich-Erzähler, auch wenn der Essay in der Regel erzählende Elemente mit beschreibenden Fakten, Darstellungen und belegten Zitaten und Erzählungen anderer mischt, wie dies Montaigne als Erfinder des Essays demonstriert. Mit der Gattungsbezeichnung „Roman" im Untertitel eines Buches gibt man in der Regel zu verstehen, dass der Autor nicht vorbehaltlos mit dem Ich-Erzähler identifiziert werden sollte.

In Vladimir Nabokovs (1899–1977) Roman „Das Bastardzeichen"[5] tritt die Hauptfigur, der Philosophieprofessor Adam Krug, sozusagen nur im 1. Kapitel als Ich-Erzähler auf. Er schildert seine Eindrücke beim Blick aus dem Fenster eines Krankenzimmers. Seine Frau liegt „im Anschluss an eine Nierenoperation" im Sterben. Ansonsten wird von Krug in auktorialer Weise berichtet, bis auf eine Stelle, in der offenbar der Autor ihn seine „Lieblingsfigur" nennt. Krug ist ein anerkannter Philosoph, der von seiner Universität aufgefordert wird, zu ihren Gunsten den „Boten" zu spielen beim mächtigen Staatspräsidenten, weil Krug einst dessen Schulkamerad gewesen war. Den eigenwilligen Krug interessiert

3 Ebd., S. 552.

4 Vgl. Hans Stilett: Von der Lust, auf dieser Erde zu leben, Wanderungen durch Montaignes Welt, Berlin, Frankfurt a. M. 2008, S. 141.

5 Vladimir Nabokov: Das Bastardzeichen, 1947, auf Deutsch 1962, zitiert nach der von Dieter E. Zimmer übersetzten Taschenbuchausgabe, Reinbek bei Hamburg 2017.

das nicht, er amüsiert sich nur darüber, welche Demütigungen er der „Kröte" – so der Spitzname des „jämmerlichen Tyrannen" – in der Schulzeit zugefügt hat. Aber auch der Diktator namens Paduk möchte sich mit der Berühmtheit Krugs schmücken und lädt ihn zur Audienz. Auch hier erklärt Krug sein Desinteresse. Die Geschichte nimmt einen unheilvollen Verlauf. Trotz Warnungen glaubt Krug, er sei „unverletzlich", doch als das Regime sich auf die Verfolgung seines Sohnes David verlegt, wird es ernst. Es ist schon zu spät. David wird ermordet, Krug wahnsinnig und schließlich erschossen. Beruht der oft hintergründige Roman auf Erfahrungen Nabokovs? Er emigrierte 1919 aus St. Petersburg vor dem Kommunismus und 1937 aus Berlin vor dem Nationalsozialismus über Frankreich in die USA. Die letzten Jahre lebte er in der Schweiz, in Montreux am Genfersee, wo er 1977 starb.

Der Einwand ist unverkennbar, dass die Erwähnung einer Nierenoperation und die einmalige Phrase eines Folterknechts, dass ihm etwas *an die Nieren geht*, keine Thematisierung im Sinn der Eingangsfrage darstellt. Aber es gibt eine Stelle, deren Rätselhaftigkeit die literarische Bedeutung zum Ausdruck bringt. In einem 1963 von Nabokov seinem Roman hinzugefügten Vorwort (auf Deutsch im Anhang wiedergegeben) schreibt der Autor: „Die Handlung keimt in der hellen Brühe einer Regenpfütze." Die Pfütze taucht in mehreren Kapiteln in veränderter Gestalt auf, als quecksilbrig glänzender Fußstapfen, als schwarze Träne, als Tintenfleck und als „nierenförmige Lache" aus Milch, die entstand, weil der Diktator beim Gespräch mit Krug einen Becher umstieß. Man hat bemerkt, dass diese zuletzt genannte reniforme weiße Pfütze die Hauptfigur schmerzhaft an die erfolglose Nierenoperation seiner Frau erinnere.[6] Das gehört zur Freiheit der Interpretation der Lesenden, der Wortlaut Nabokovs bietet keine Anhaltspunkte dafür, die Textstellen liegen gut 150 Seiten auseinander. Allgemein ist am Schluss die kleine Pfütze nach Ansicht Nabokovs der „Abdruck" der Seele seines Helden, „eine andere Welt der Zärtlichkeit, der Helle und Schönheit" entgegen der obskuren, schwer durchschaubaren Gewaltherrschaft Paduks. Die Nebenrolle der Niere entspricht dem „Gemurmel dieses oder jenes versteckten Themas am Wegrand", mit dem man einen Wesenszug von Nabokovs Literatur andeuten kann.

In Rocco Fortunatos (1963–2017) autobiografischem Roman mit dem Titel „Die Nieren von Mick Jagger"[7] wird das, was es mit dem Buchtitel auf sich hat, gleich auf den ersten Seiten geklärt. Der dreiunddreißigjährige Ich-Erzähler – er heißt Fortunato, wie der Autor – erfährt, dass er schwer krank ist, sein Kreatinin bei acht Komma drei steht und er zur Dialyse gehen muss. Fortunato ist Sänger und Gitarrist in einer Band, er wartet ab, es tut ihm nichts weh, er macht weiter –

6 Vgl. Hugh Aldersey-Williams: Anatomien. Kulturgeschichten vom menschlichen Körper, München 2013, S. 178.

7 Rocco Fortunato: Die Nieren von Mick Jagger, 1999, auf Deutsch 2001 unter dem Titel „Nichts als Leben", zit. nach der von Ulrich Hartmann übersetzten Taschenbuchausgabe, München 2003.

wie Mick Jagger und die Stones. Aber: „Na ja, ein Arzt braucht fünf Minuten, um dir das Ganze zu erklären. Du brauchst ein bisschen länger, um zu kapieren, dass dein Leben von da an vollkommen anders ist.“[8] Nach der Shunt-OP beginnt die Dialyse, dreimal die Woche vier Stunden. Er schildert seine Zimmerkollegen, vor allem den humorvoll widerspenstigen Antonio Farini, der trinkt und isst und sich nicht um seinem Zuckerwert schert. „Die Ärzte standen um ihn herum und warteten darauf, dass er jeden Moment ins Koma fiel, doch er schimpfte und wollte einen Apfel. Das war der Tag, an dem ich mein erstes Hämatom hatte. Das passiert, wenn die Nadel schlecht im Shunt steckt und das Blut aus der Vene tritt. Ratzfatz hat man einen Arm wie ein Luftballon. Man muss sofort Eis drauftun, aber er läuft trotzdem veilchenblau an. Es tut scheißweh. Doch es gibt eine Wundersalbe, mit der es im Lauf einer Woche wieder in Ordnung kommt. So läuft das: den Werkzeugkasten immer in Reichweite.“[9] *Was* Rocco Fortunato von der Dialysestation seinen Ich-Erzähler berichten lässt, ist fachlich präzise, auch wenn von der „Beule“ auf dem Arm und nicht von einem Aneurysma die Rede ist. *Wie* er es erzählt, welcher Effekt in welcher Sprache erzeugt wird, ist vor allem in wörtlicher Rede und unmittelbaren Dialogen „stimmungsorientiert“, vergegenwärtigt abwechslungsreiche Nuancen, Vorstellungen, Gefühle, Assoziationen und ergänzt den Inhalt durch die literarische und „ästhetische Erfahrung“.[10] Das Thema betrifft das „mit dem Wasser“, der Diät, dem Kalium, der Kardiologie und der Knochendichtemessung – „auch eine Sache, die passiert, wenn die Nieren in Urlaub gehen. Das Kalzium bleibt nicht mehr in den Knochen, und auf Dauer gibt es Osteoporose. (Ah!)“.[11]

Dann kommt der Anruf „mitten in der Nacht“, die Vorbereitung zur Transplantation, die gelingt. Er kehrt nach Hause zurück, nicht in seine eigene Wohnung, sondern, nach „zwanzig Jahren ungefähr“, wieder zu den Eltern. Er trägt einen Mundschutz, führt Tagebuch zu Blutdruck, Temperatur, der „Menge Pipi“ usw. und liest die Klassiker aus Vaters Bibliothek. Zurück in der eigenen Wohnung hat er zunehmend Schwierigkeiten mit dem „linken Bein“ und dem „rechten Auge“. Der Roman schließt (die Liebesgeschichte Fortunatos habe ich in der Nacherzählung unterschlagen) mit einem ernüchternden Ausflug Fortunatos zusammen mit Farini zu einem „Professor vom alten Schlag“, dem „Obersten Schamanen der Nephrologen“.[12]

In einer italienischen Rezension hieß es, Rocco Fortunato verleihe „seinem persönlichen Schicksal dichterische Würde“. Das heißt, das Buch erreicht durch

---

8 Ebd., S. 12.

9 Ebd., S. 28 f.

10 Vgl. Hans Ulrich Gumbrecht: Stimmungen lesen. Über eine verdeckte Wirklichkeit der Literatur, München 2011, S. 10f, S. 15.

11 Rocco Fortunato: a. a. O., S. 43.

12 Ebd., S. 206.

die Identifizierung von Autor und Ich-Erzähler den Status eines Erfahrungsberichts und trägt dennoch als Gattungsangabe „Roman“ im Untertitel, weil die Gleichsetzung keine absolute Geltung beanspruchen und nicht jedes Wort beglaubigt werden kann, sondern sinngemäß seine literarische Resonanz erhält.

Slavenka Drakulićs (geb. 1949) Buch „Leben spenden. Was Menschen dazu bewegt, Gutes zu tun“[13] ist ein persönliches Sachbuch, ein Erfahrungsbericht, zugleich aber auch eine eingehende literarische Reportage. Insofern könnte man es auch einen Roman nennen mit über einem Dutzend Porträts von Protagonisten und ihren Positionen zur anonymen Nierenlebendspende. Drakulić, eine angesehene kroatische Schriftstellerin, schreibt gezielt in Ich-Form; es ist ein intensives, reflexives Ich, das beharrlich sich und anderen komplexe Fragen nach Beweggründen stellt und auch die Antworten wieder in Zweifel zieht. Ihr Buch erschien zuerst in Kroatien, wurde ebenso in Schweden und den USA bekannt. Auch in Deutschland, wo die nicht gerichtete, sogenannte altruistische Organspende gesetzlich nicht erlaubt ist, gab es positive Rezensionen, und in der *Frankfurter Allgemeinen Zeitung* gratulierte man der engagierten Autorin im Sommer 2019 zum siebzigsten Geburtstag.[14]

2004 wurde Slavenka Drakulić nach vier Jahren Dialyse in Schweden zum zweiten Mal eine Niere transplantiert, diesmal in den USA. Im Unterschied zum ersten Mal in Jugoslawien, nach damals sechs Jahren Dialyse aufgrund ihrer Zystennieren Mitte der 1980er, ermöglichte eine freiwillige Lebendspenderin ohne eine verwandtschaftliche Beziehung die zweite Transplantation. Drakulić ist nach der gut verlaufenen Transplantation in guter Stimmung und dankbar, die Spenderin erscheint ihr unerwartet als Engel. Sie lernt Christine Swenson kennen. „Christine persönlich zu begegnen, war die ungewöhnlichste, seltsamste Erfahrung meines Lebens.“[15] Aufgrund eines Artikels über die Spenderin Kristy war Christine auf die Idee gekommen, dass sie mit einer Spende Leben retten könne und es dafür ihrer Ansicht nach keine Begründung bedürfe. Drakulić ist von der Antwort fasziniert, zögert aber, weil ihr Wunsch zu begreifen, kaum beschwichtigt ist. „Wie konnte es leicht sein zu geben, und schwer zu empfangen?“[16] Die Frage ist Anlass, weitere altruistische Spenderinnen und Spender zu treffen. Zuerst die Person, die von Christine als Beispiel genannt wurde, Kristy Olivet, die wiederum angeregt wurde durch einen aufsehenerregenden Bericht über den Basketballstar Alonzo Mourning, der auf ein Transplantat angewiesen war.

---

13 Slavenka Drakulić: Leben spenden. Was Menschen dazu bewegt, Gutes zu tun, 2006, aus dem Englischen übersetzt von Hainer Kober, Wien 2008.

14 Vgl. Michael Martens: Warum Menschen helfen, Frankfurter Allgemeine Zeitung, 04.07.2019.

15 Slavenka Drakulić, a. a. O., S. 25.

16 Ebd., S. 38.

Kristy als Agnostikerin sagt schlicht: „Wenn ich alt genug bin, für dieses Land zu sterben, bin ich auch alt genug, eine Niere zu spenden."[17]

Dann las Drakulić Kathys (ohne Nachnamen) Autobiografie über ihre Nierenspende, die „in der bewussten Absicht" erfolgte, „sich zu beweisen, dass sie ein guter Mensch sei",[18] und um ihrem Leben nach dem Tod ihres Mannes einen neuen Sinn zu geben. In New York trifft Drakulić Pater Sullivan, der seine Organspende im christlichen Sinn als Opferbereitschaft begreift. Drakulić beunruhigt das Wort Opfer, denn es könne Leiden beinhalten, was für sie inakzeptabel ist. Ihre Deutung sei ein Missverständnis, sagt ihr ein Freund, denn man müsse den theologischen Begriff des Opfers vom alltäglichen trennen. Die Niere werde „des Glaubens wegen" gespendet, so wie Pater Sullivan sagt: Es „war eine der größten Wohltaten, die Gott mir je hat zuteilwerden lassen".[19] Pat Ozga aus Philadelphia nennt nüchtern ihre drei Gründe: „Erstens war es die einfache Tatsache, dass ich es konnte, zweitens bin ich gesund, ich bin körperlich und wirtschaftlich in der Lage. Ich habe einen Beruf und eine Familie, im Grunde genommen habe ich alles. Und drittens braucht jemand eine neue Niere."[20] Und sie fügt hinzu, dass sie sonst nichts Altruistisches tue. Am Schluss folgt die Frage an Drakulić: „Hast du dafür bezahlt?"[21] Damit wird der strapazierte Altruismus trotz all der differenzierten und diversen Beweggründe angezweifelt. Drakulićs Einsicht ist eindeutig: Menschen sind viel hilfsbereiter und uneigennütziger, als gemeinhin angenommen wird.

Tabea Hertzogs (geb. 1986) Buch mit dem Titel „Wenn man den Himmel umdreht, ist er ein Meer"[22] wird auf dem Rückumschlag sowohl als „wahre Geschichte einer Nierentransplantation" als auch als „ganz besonderes literarisches Debüt" angekündigt. Erzählungen bringen „Erfahrung zur Sprache".[23] Die Grenze zwischen Erzählung und Erfahrungsbericht im Sinn von einerseits eher fiktiv und andererseits eher realistisch ist flexibel, da die Lektüre in den Texten im Sachbezug oft auch einen Sinn erschließt.

Die Ich-Erzählerin feiert ihren dreißigsten Geburtstag auf der Nephrologie-Station. Ihre Eltern, die seit Jahren getrennt leben, werden vom Arzt zu einem Gespräch über eine mögliche Nierenspende gebeten. Es ist eine „emotionale Sache", sagt die Tochter. Und: „Plötzlich ist die Zeit so irrelevant und gleichzeitig so bedeutend geworden."[24] Sie wechselt in die Ambulanz, der Kreatininwert ist bei acht Komma fünf. Ob sie das fühle, erkundigt sich der Arzt. Für diese Frage

---

17 Ebd., S. 72.
18 Ebd., S. 80.
19 Ebd., S. 106.
20 Ebd., S. 128.
21 Ebd., S. 198.
22 Tabea Hertzog: Wenn man den Himmel umdreht, ist er ein Meer, München 2019.
23 Paul Ricœur: Zeit und Erzählung, Band I, München 1988, S. 124.
24 Tabea Hertzog: a. a. O., S. 27.

gibt es keinen sachlichen Grund, aber sie setzt einen literarischen Akzent. Nach der Notaufnahme wird der Ich-Erzählerin ein Katheter gesetzt und direkt mit der Dialyse begonnen, zuerst im Krankenhaus, dann ambulant. Während der Dialysebehandlung verfasst sie Notizen, aparte Porträts, deliziöse Episoden zum Umgang miteinander. Das Personal: Ärzte, Pflegekräfte, Servierkräfte, Patienten. Das Geschehen: Beziehungen, Sticheleien, Eigenheiten, Müdigkeit, Schlafen, Essen, Fernsehen oder Lesen. Der Zeitraum: mindestens vier Stunden dreimal die Woche. Das Dialysezentrum ist für sie zu einem vertrauten Ort geworden, an dem sie sich gut auskennt.

Dann bekommt die Ich-Erzählerin eine SMS von ihrem Vater: er sei bereit, ihr eine seiner Nieren zu spenden und er habe sich mit dem zuständigen Arzt verständigt. Die Mutter, mit der sie und ihre Schwester allein aufgewachsen sind, meldet sich gar nicht, zum Vater aber, mit dem sie daraufhin zum ersten gemeinsamen Gespräch beim Transplantationsmediziner sitzt, hatte sie lange keinen Kontakt. Im Grunde genommen erscheint er ihr als ein Unbekannter. Doch beschreibt sie ihn als humorvoll, ironisch, leichtsinnig oder gleichgültig. Er absolviert erfolgversprechend die geforderten medizinischen Tests. Die terminierte Transplantation wird vom Anästhesisten abrupt wegen Krankheit des Vaters abgebrochen und verschoben. Die perplexe Protagonistin: „Mein erster Gedanke: Ich habe es gewusst. Wie es immer ist, im Nachhinein. Plötzlich sieht man die ‚Vorzeichen', die einen hätten warnen können." Der zweite Versuch verläuft komplikationslos. „In diesem Bett, in diesem Zustand sehe ich vieles in meinem Leben klarer, so hochtönend das klingen mag." – „Ich möchte lernen, mehr zu sagen von dem, worauf es wirklich ankommt." Zum Schluss, als die Ich-Erzählerin an die neue Niere denkt und ahnt, dass das Organ nicht von Dauer sein wird, folgt der ausgesuchte Satz des Buchtitels: „Wenn man den Himmel umdreht, ist er ein Meer."[25]

Trotz ihrer teilweise geäußerten Skepsis erscheint die Ich-Erzählerin dominant und selbstbewusst. Ihrem inneren Monolog, ihrer Stimme lässt sich an keiner Stelle ausweichen. Es gibt keinen Wechsel der Perspektive, was die anderen Beteiligten als Statisten ziemlich in den Hintergrund versetzt. Der Vorzug eines Romans und erzählender Literatur ist, dass sie „ein Ich sichtbar machen",[26] ohne zu fixieren, dass es mit der Ansicht des Autors oder der Autorin übereinstimmt.

Annie Freuds (geb. 1948) Essay zur „Niere"[27] erschien in einer Aufsatzsammlung verschiedener zeitgenössischer Autorinnen und Autoren unter dem Titel „Unter der Haut: Eine literarische Reise durch unseren Körper". Die Essays zur

---

25 Ebd., S. 141. S. 179, S. 187, S. 219.

26 Vgl. Andreas Maier: Ich, Frankfurt a. M. 2006, S. 27.

27 Annie Freud: Niere. 2018, in: Unter der Haut. Eine literarische Reise durch unseren Körper, übersetzt aus dem Englischen von Klaus Berr, Ingo Herzke, Natalie Lemmens, München 2019, S. 115–124.

„faszinierenden Welt unserer Organe" waren einzelne Folgen einer Hörfunkserie von Radio BBC 3.

Annie Freud hatte sich vor der Niederschrift ihres Essays „über die Niere an sich bislang keine besonderen Gedanken gemacht".[28] Sie geht zum Metzger, kauft sich Lammnieren, starrt sie an, beginnt, sie zu malen, kocht und isst sie, hat aber dennoch den Eindruck, nicht ausreichend über sie informiert zu sein. Sie unterhält sich mit Nierenspezialisten und staunt über deren Leidenschaft für das Organ. Nephron, Glomeruli, Kapillarknäuel und Bowman-Kapsel, wo der lebenswichtige Filterprozess stattfindet, beeindrucken sie, und die Begrifflichkeit hat für sie poetisches Potenzial.

Die Etymologie der englischen Bezeichnung für Niere, „kidney", sei nicht ganz klar, aber man könne sie auf die altenglischen Wörter „cwid" (Gebärmutter) und „ey" (Ei) zurückführen. Der Ausdruck „a man of my kidney" (ein Mann nach meiner Niere) verweise in Shakespeares „Die lustigen Weiber von Windsor" auf eine „Possenreißerei". „In Anne Declos' ‚Geschichte der O', dem berüchtigten sadomasochistischen Roman aus den Fünfzigerjahren, bezeichnen die häufig erwähnten ‚reins', obwohl man sie wörtlich mit ‚Nieren' übersetzen würde, in beklemmender Zweideutigkeit die ‚Lenden', als Euphemismus für die weiblichen Geschlechtsorgane."[29] In diesem Sinn finde man „les reins" oft auch in Chansons und Popsongs. Zum Schluss nennt Annie Freud das Motiv, warum sie sich mit den Nieren beschäftigte: Der erfolgreich entfernte bösartige Nierentumor ihres Mannes führte sie zur fundamentalen Achtung der Nieren.

Nieren in Erzählungen können erreichen, dass das phänomenale Organ präsenter und seine gewissermaßen heimliche Existenz sichtbarer wird, wenn auch nicht physisch, sondern symbolisch anwesender.

---

28 Ebd., S. 115.
29 Ebd., S. 121.

Was machen gesunde Nieren? – Funktio-Nieren

Gedichte, Verse, Strophen, Witze, Sprüche, Sprachspiele, Glossen

Zwei Nieren – warum? Die Transplantation *eines* Organs gilt heute als vorteilhafte Nierenersatzbehandlung, aber wie bei der Dialyse ist eine uneingeschränkte Heilung bei chronischem Nierenversagen nicht erreichbar. Soweit ich sehe, fehlt für die gewöhnliche *Zwillingsexistenz* der Nieren eine ausreichende Erklärung. Man kann sich gut vorstellen, dass die eine eventuelle Fehlleistungen und Krankheiten der anderen kompensieren kann. Das ist lebensrettend und zweckdienlich, reduziert aber eine der beiden sozusagen auf ein Reserveorgan, was wiederum unbegreiflich wäre. Gibt es zu einem rein medizinischen Argument vielleicht eine kulturelle Alternative? Beispielsweise eine analoge Erklärung im Zusammenhang mit den zwei Beinen, Armen, Augen, Ohren? Oder eine philosophische oder symbolische Sinndeutung in Versen oder Aphorismen?

Doch der Mensch fragt stets: Warum?
Wenn er sieht, dass etwas dumm.

Diese zwei Verszeilen finden sich mitten in einem Gedicht von Heinrich Heine (1797–1856). Gott habe uns zwei Beine gegeben, beginnt das lyrische Ich Heines, „um fortzustreben". Zum Stillstehen würde ein Bein genügen. Auch Augen hätten wir zwei bekommen, um die von Gott geschaffene Welt genügend zu ehren. Die zwei Hände seien dazu da, um Gutes zu tun, die zwei Ohren der Symmetrie wegen. Hingegen hätten wir nur eine Nase, denn mit zwei würden wir den Wein im Glas verschütten. Und nur einen Mund, zwei wären ungesund. Als der Sprecher des Gedichts dies alles in attraktiven Reimen der „blonden Teutolinde" geschildert und erläutert hat, seufzt diese auf. Es folgen von ihr die zitierten Verszeilen zum Grund der Warum-Fragen. Das Gedicht Heines ist jedoch noch nicht zu Ende. Denn Teutolinde fragt, warum der lyrische Wortführer nicht die Gründe für das *eine* „Requisit" des Mannes genannt habe, das *zwei* Funktionen diene, nämlich der edlen Zeugung und als „gemeine Rinne". Das würde doch gar nicht zusammenpassen und sei blamabel. Das lyrische Ich unterbricht und betont, dass man „Gottes Nützlichkeitssystem" nicht ignorieren und nicht simplifizieren dürfe. Alles sei klug kombiniert.

Heine hat sich in seinem Gedicht auf die äußere Erscheinung des Körpers beschränkt, er hätte auch das nicht sichtbare Innere auflisten und in Reime bringen können: zwei Nieren, eine Leber, zwei Lungenflügel, ein Herz. Meines Wissens sind Nieren in ernsthaften Gedichten sehr selten, sie spielen keine eigenständige Rolle. Warum? Die Nieren schaffen es nicht wie das pulsierende Herz (= Liebe), ein reines, festgefügtes Symbol zu repräsentieren. Wie es schon Teutolinde in Heines Gedicht mit dem beschämenden „Requisit" andeutet, könnte man es als deplatziert empfinden, dass die Nieren Giftstoffe und Stoffwechselendprodukte sammeln und dann über den Urin ausscheiden. Erst das Erkennen von etwas Schlechtem bewirkt etwas Gutes.

Für das Schöne ist das Herz zuständig – für den Rest – die Niere.

So lautet ein Aphorismus des Fotografen und Autors Klaus Ender (geb. 1939). Das klingt gut fürs Herz und anständig für die Niere, bleibt aber für diese doch mit einem unfeinen Unterton belegt.

In der vierten Strophe seines Gedichts „Askese" (1960) lässt Günter Grass (1927–2015) eine lyrische Katze, die Hauptfigur seiner Verse, ohne Umschweife für die Lesenden oder die direkt Angesprochenen Folgendes anordnen:

Du sollst, so spricht die Katze weiter,
nur noch von Nieren, Milz und Leber,
von atemloser saurer Lunge,
vom Seich der Nieren, ungewässert,
von alter Milz und zäher Leber,
aus grauem Topf: so sollst du leben.

Und dann soll man sich, so sagt die Katze am Schluss, mit spitzem Bleistift an die Wand schreiben: „Askese". Hubert Spiegel hat in der *Frankfurter Allgemeinen Zeitung* dieses Gedicht als Antwort von Grass auf die vom Philosophen Theodor W. Adorno (1903–1969) Anfang der 1950er-Jahre aufgeworfene Frage, wie man nach Auschwitz noch Gedichte schreiben könne, gedeutet. Grass käme Adornos kritischer Feststellung entgegen, indem er die lyrische Katze Grautöne und Askese fordern ließe; aber indem er dies gerade mit einem Gedicht mache, widerlege er ihn zugleich und reagiere mit Abwehr auf die Frage.

In Peter Rühmkorfs (1929–2008) wohl berühmtestem Gedicht „Bleib erschütterbar und widersteh" findet sich folgende Strophe:

Schön, wie sich die Sterblichen berühren –
Knüppel zielen schon auf Herz und Nieren,
dass der Liebe gleich der Mut vergeh …
Wer geduckt steht, will auch andre biegen

(Sorgen brauchst du dir nicht selber zuzufügen;
alles, was gefürchtet wird, wird wahr –)
Bleib erschütterbar
Bleib erschütterbar – doch widersteh.

Einerseits hat man Rühmkorfs Gedicht mit dem Tonfall der *Bergpredigt* in Verbindung gebracht, andererseits sein Gedicht als die Darstellung der „immer wiederkehrenden Zumutungen der Natur an das sterbliche Ich"[1] interpretiert. Rühmkorf hat in vielen seiner Gedichte mit Sprachartistik einfallsreich experimentiert. Er kontrastiert und überrascht und enttäuscht Erwartungen; manchmal erzeugt er mit Reimen Ungereimtheiten. Er benennt die Verzweiflung und Aussichtslosigkeit und schlägt vor, ihr mit Heiterkeit sowie Humor oder Satire zu widerstehen. Doch Rühmkorf macht den Ernst der Situation nicht durch Humor erträglich. Ganz anders die Persiflage oder das Trivialgedicht.

Im Spott- oder Spaßgedicht „Wer ist der Boss", auch unter dem Titel „Streit der Organe" oder „Kampf der Organe"[2] bekannt, mischen in einer Strophe personifizierte Nieren mit.

Auch die beiden Nieren
wollen sich im Machtkampf ausprobieren.
Warum gibt es uns wohl immer nur zu Zweit?
Das zeigt wohl deutlich unsere Wichtigkeit.
Täglich müssen das Blut wir reinigen
aber das scheint wohl nicht bekannt bei Einigen?
Stellen wir diese wichtige Arbeit ein,
kann kein Mensch am Leben sein.
Also, tut nicht so geschwollen,
weil auch wir zum Leben verhelfen wollen.

In den anderen Strophen behauptet zuerst das Gehirn, das Wichtigste zu sein, weil es den Körper lenke, doch das Herz bemerkt, ohne dass es schlage, könne man nicht denken. Die Lunge sagt, ohne Atem ginge gar nichts. Leber und Niere, wie erwähnt, beanspruchen ebenso, unentbehrlich zu sein, worauf man eine Abstimmung beschließt. Als humorloser Sieger sieht sich der After, im Spaßgedicht „Loch" genannt. Zur Demonstration kommt es nicht zum Beschluss, sondern zum Verschluss. Überraschend für die anderen, die dadurch zum Nachgeben gezwungen sind. So kam es zum Ruf des Bosses als A …

---

1 Albert von Schirnding, in: Marcel Reich-Ranicki: Von Erich Fried bis Hans Magnus Enzensberger. 1000 Deutsche Gedichte und ihre Interpretationen. Neunter Band, Leipzig 1994, S. 378.

2 Bernd Richter: vgl. https://www.e-stories.de/gedichte-lesen.phtml?17029 (22.01.2025). Es gibt verschiedene Versionen im Internet zu den genannten Gedichttiteln.

Die meisten Witze zu Nieren werden unter den sogenannten „Flachwitzen“ eingeordnet:

Ist das eine Bohne oder ein verhunztes E? Nein, es ist eine Niere.
Ich würde meinen Geschwistern eine Niere spenden, aber nicht mein Ladekabel leihen.

Als Variante: *Ich würde meinen Geschwistern eine Niere geben, aber nichts von meiner Pizza.*
Herr Ober, ich möchte gerne dinieren. – Tut mir leid, mein Herr, wir haben heute keine Nieren.

Man könnte Eintragungen in einem Reimlexikon zum Wort Niere für Satire halten. Doch werden zahlreiche Versionen vorgeschlagen, beispielsweise Substantive wie Tiere, Biere, Klaviere, Reviere, Geschmiere, Offiziere, Pioniere, Ausweispapiere, Wertpapiere oder auch Verben wie verliere, rasiere, radiere, blamiere, addiere, interessiere. Angesichts der Reimmöglichkeiten auf Niere verwundert es, dass so wenige Sprüche oder Sprachspiele auf Augenhöhe realisiert sind. Den Nieren einen Sinn zu verleihen, der über das Medizinische hinausgeht, erscheint mir in Witzen ziemlich anspruchslos oder unpassend.

Der folgende Spruch wird auch in die Kategorie „Flachwitze“ eingeordnet. Zu Unrecht, meine ich. Es ist ein Sprachspiel, das ein wenig zögernde Überlegung verlangt.

Was machen gesunde Nieren? – Funktio-Nieren.

Einfügen ließe sich hier noch der Spruch des Schriftsetzers und Aphoristikers Werner Mitsch (1936–2009):

Ein Internist ist ein Arzt, der einen Leberkranken auf Herz und Nieren prüft.

Und folgende Sentenz des Psychoanalytikers Peter Schneider (geb. 1957):

Meine Darm und Nier'n, ich heiße Sie ärztlich willkommen – finden Sie das lustig? Nein? Wenn doch, warum?

Manchmal erscheinen auch Glossen, denen eine Warnung vorausgeschickt wird, dass sie unter Umständen nicht ganz ernst gemeinte Aussagen enthalten könnten, aber dass es die Eigenart von Satire sei, auch Tiefsinniges mitzuteilen. So trägt eine Glosse von Hans Zippert den Titel: *Ausländische Nieren müssen zurück in die Heimat.* Da in Deutschland die Organspende stagniere, kämen immer mehr Organe aus dem europäischen Ausland. Daher kommt der Autor zum Schluss: „Diese Gefahr hat die AfD noch überhaupt nicht erkannt. Wir brauchen eine Obergrenze für die Organeinwanderung in deutsche Körper.“

Abseits des Abstrusen oder zuweilen Komischen gibt es auch sachlich Verblüffendes: den Nierentisch. Er gilt als das „dekorative Symbol entnazifizierten Wohnens“ in den 1950er-Jahren. Mit seinen dünnen, eleganten Beinen und seiner asymmetrischen, mit einem Mosaik besetzten Tischplatte, die nur entfernt der Form einer Niere gleicht, stand er als Couchtisch im Gegensatz zum vorherrschenden massiven Mobiliar und verkörperte den Aufbruch in der Nachkriegszeit. Doch wer hat den Nierentisch erfunden? Warum gab man ihm diesen Namen? Ich habe dazu keine genauen Angaben gefunden. Der Nierentisch gilt einfach als sozialer Tatbestand („fait social“), ähnlich wie als organische Tatsache das paarweise Vorhandensein der Nieren.

Porträts von Nieren

Karikaturen und Komödien

In der Regel werden Karikaturen als Gegenkunst bezeichnet. Aber Bilder wogegen? Die ersten Karikaturen entstanden im 16. Jahrhundert durch die Überzeichnung von Porträts. Die charakteristischen Züge einer Person wurden übertrieben und dann auch auf mögliche andere Zustände ausgedehnt. Finden sich solche Porträts auch von Nieren? Wie werden Nieren in Karikaturen oder Komödien dargestellt? Lassen sich Nieren überhaupt karikieren?

Karikatur als Substantiv geht zurück auf das italienische Verb „caricare", was mit „beladen" oder „überhäufen" ins Deutsche übersetzt werden kann. Die italienischen Maler, Kupferstecher und Brüder Agostino Carracci (1557–1602) und Annibale Carracci (1560–1609) gelten als die Erfinder des skizzenhaft überspitzten Porträtierens. Eine kurze oder lange Nase, ein schiefer oder schöner Mund, große oder kleine Ohren, glänzende oder stumpfe Augen – ein wenig übertrieben gezeichnet, um den Ausdruck einer Person ins Lächerliche oder Groteske zu ziehen, aber auch um als Kontrast gegenüber dem Idealen und Harmonischen abzugrenzen. Doch vielleicht ergänzen diese Art Porträts lediglich die Vielfalt der Erscheinungen der Menschen.

Im 18. Jahrhundert, als der Begriff Karikatur im deutschen Sprachraum bekannt wurde, verstand man darunter ein „Fratzen- oder Zerrbild". Als solches ist die Karikatur, wie der Kunsthistoriker Werner Hofmann hervorhob, „stets einem Vorbild verpflichtet",[1] das sie dann verzerrt. Diese Verzerrung ist eine symbolische, ästhetische Verletzung und damit eine Herausforderung.[2] Sie besteht nach Severin Heinisch in einer „Kollision"[3] zwischen dem, was man erwartet, und dem, was beim Betrachten aufheitert oder verärgert. Es kommt je nach Betrachtungsweise zu Missverständnissen, nicht erst im 21. Jahrhundert, hier aber mit tödlichen Folgen durch Terror.

1831 hatte Charles Philipon (1800–1861), Herausgeber der Satirezeitschrift „La Caricature", ein Kopfporträt des Königs Louis-Philippe (1773–1850) als Birne publiziert. Er wurde wegen Majestätsbeleidigung angeklagt. Seine Verteidigung war brillant. Er zeichnete vor Gericht zuerst ein realistisches Porträt des Königs, dann eines mit ausgedünnter Perücke, dann eines mit reduzierten Gesichts-

1 Werner Hofmann: Die Karikatur. Von Leonardo bis Picasso, Hamburg 2007 (1956), S. 35.
2 Ebd., S. 52, S. 64.
3 Severin Heinisch: Die Karikatur. Über das Irrationale im Zeitalter der Vernunft, Wien 1988, S. 33, S. 61.

zügen, schließlich blieb die Kopfform als Birne übrig. Er erklärte dem Gericht, wie Andreas Platthaus schreibt, „der direkte Vergleich des vierten Bildes (der Birne) mit dem ersten (dem König) sei doch wohl unmöglich, ohne die beiden Zwischenschritte zu leisten, sonst müssten die Pariser bei jedem Gang durch die Markthalle in Gelächter ausbrechen, wenn sie an einem Obststand eine Birne sähen. Wollte man nun ihn dafür verurteilen, dann wäre fortan jede Birne der Welt Majestätsbeleidigung."[4] Er wurde dennoch zu einer Geldstrafe verurteilt und die Birne zum Welterfolg.

Abbildung 3: Niere mit Gesichtsprofil: Karikatur 2021 (anonym).

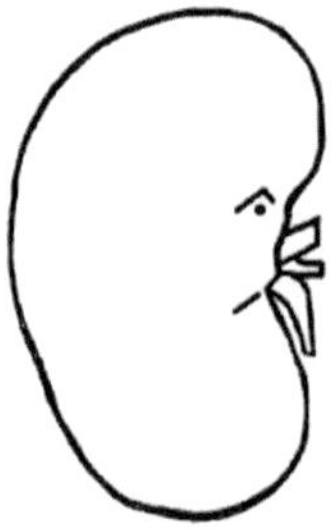

Ist es schon eine Karikatur, wenn ich dem gängigen Umriss einer Niere zwei Striche und einen Punkt hinzufüge? Eine enttäuschte Niere? Mit traurigen Augen, missmutigem Mund, herausgestreckter Zunge und Stupsnase? Ist die Vermenschlichung oder Physiognomisierung des Organs witzig oder doch nur eine Instrumentalisierung?

Gibt man in eine Suchmaschine die Stichworte „Niere Karikatur" ein, erscheinen unter den Bildern zahlreiche meist rot, bräunlich oder violett ausgefüllte Nierenumrisse, denen noch staksige Beine und Arme mit meist weißen, aufgepusteten Füßen und Händen hinzugefügt sind. Auch große weiße Augenumrisse mit schwarzen Pupillen sind über einem Mund eingezeichnet, und die Nieren scheinen sich zu unterhalten oder es wird vorgetäuscht, dass sie die Betrachtenden direkt ansprechen. Nieren treten als personalisierte Maskottchen auf, heben den Zeigefinger oder den Daumen. Verliebte Nieren werden mit Herzchen als Augen oder als Amor mit Flügelchen skizziert. Glückliche Nieren lachen übers ganze Gesicht oder sitzen bequem in einem Sessel. Nieren werden als Angler mit grünem Hut, als Geschäftsmann mit schwarzer Brille und Krawatte oder als Figur mit dickem Geldbeutel dargestellt. Über den Sinn dieser Karikierungen kann man sich viel vorstellen, es gibt keine Kommentierungen, sie lassen sich wahlweise für dies oder jenes einsetzen. Damit verlieren sie meiner Meinung nach die Honorierung

4 Andreas Platthaus: Das geht ins Auge, Berlin 2016, S. 98.

als Karikatur in ihrer eigentlichen Bedeutung als Kleinkunst; sie können als mehr oder weniger gelungene, harmlose Witzzeichnungen gelten.

Gäbe es andere Möglichkeiten? Früher gingen Kunststudierende in Museen, um Gemälde zu kopieren, um dabei zu erkunden, wie ein Bild aufgebaut, komponiert und gemalt wurde. Dann fingen Künstlerinnen und Künstler an, sich klassische Bilder anzueignen, zu verändern, weiterzudenken, malerisch umzudeuten – beispielsweise Velázquez den Vorgänger Tizian, Picasso den Vorgänger Velázquez. Ließe sich diese Entwicklung auch mit der Karikatur in Verbindung bringen, indem ihre Übertreibungen von einer Vorlage ausgehen, die sie verfremden? Die Bilder des italienischen Malers Giuseppe Arcimboldo (um 1526–1593) wirken von Weitem wie Porträts von Personen. Doch ihre Gesichtsteile bestehen bei genauerem Hinsehen aus Blumen, Früchten oder Büchern, aus Gemüse oder Haushaltsgegenständen. So werden die Porträts „Der Frühling", „Der Sommer", „Der Bibliothekar", „Der Gemüsehändler" oder „Der Koch" genannt.[5] Sie karikieren die Jahreszeiten oder die genannten Figuren auf feine Art und Weise. Ist es vorstellbar, dass sich nach dem Vorbild Arcimboldos auch ein Porträt oder eine Karikatur aus Organen – Nieren als Ohren oder Wangen? – gestalten lassen?

Man könnte sich ein wörtlich genommenes Organigramm als Karikatur vorstellen, ein Mensch aus Organen oder Organbezeichnungen und -eigenschaften, ähnlich wie der italienische Kupferstecher Giovanni Battista Bracelli (um 1584–um 1650) seine Figuren in einzelne Kästchen auflöste. Sie ließen sich wie ein schulisches Schaubild mit Türchen zum Öffnen und Aufdecken der entsprechenden Organe oder zum Ratespiel über die zutreffende Lokalisierung der Organe ausbauen.[6]

Zu Karikaturen finden sich literarische Entsprechungen. Eine solche gerade demonstrierte karikierende Visualisierung lässt sich mit einer abstrusen, fantastischen literarischen Liste in François Rabelais (um 1494–1553) berühmter Satire „Pantagruel" (1532) vergleichen. Dieses Buch hat der auch als Priester ausgebildete Arzt Rabelais zum Trost seiner Kranken geschrieben. Pantagruel befindet sich zusammen mit seinem Begleiter Xenomanes auf einer beschwerlichen Reise nach Laternen-Land. Auf dem Eiland Duckdich regiert der König Fastnacht, den sie kennenlernen und der von Xenomanes im vierten Buch im dreißigsten Kapitel in all seinen Teilen – hier nur auszugsweise wiedergegeben – wie folgt beschrieben und anatomiert wird: „Die Hirnkammern, wie ein Scheibenbohrer. / Der Nacken, wie ein Laternenstock. / Die Nerven, wie ein Brunnen-Hahn. / Die Mandeln, wie Brillen zu Einem Aug. / Der Magen, wie eine Geldkatz. / Die Luftröhr, wie ein Schusterkneif. / Die Lung, wie ein Prälatenmantel. / Die Leber, wie eine Hellebard. / Die Venen, wie ein Fensterrahmen. / Die Gall, wie ein Schnitzmesser. / Die

---

5 Vgl. https://de.wikipedia.org/wiki/Giuseppe_Arcimboldo (11.12.2024).

6 Vgl. https://www.artandpopularculture.com/Giovanni_Battista_Braccelli (11.12.2024).

Nieren, wie eine Kell."[7] Usw. Wie kommen Xenomanes bzw. Rabelais auf die Idee, abgesehen vom verblüffenden Effekt, die Niere mit einer Maurerkelle zu assoziieren? Im Emblem stehen der Maurer und sein Werkzeug als Sinnbild des „kunstfertigen Dichtens", das heißt: „Jeder verwendet seine Zeit auf seine erlernte Kunst".[8]

Der Medizinhistoriker Eugen Holländer (1867–1932) zitierte Rabelais in seinem 1905 erschienenen Buch „Karikatur und Satire in der Medizin".[9] Er nennt die Karikatur einen „wilden Schössling der Kunst".[10] Thematisch präsentiert er Veranschaulichungen der Verspottung von Behandlungsmethoden oder Diagnosen. Arzthonorare, Urinschauen, Chirurgen mit Baumsägen oder verrufene Anatomen und auch Zahnärzte stehen im Brennpunkt. Holländer präsentiert auch aus dem 18. Jahrhundert typisch parodierende, ganzfigurige Darstellungen von Chirurgen oder Apothekern, deren Körper und Kleider vollständig mit den von ihnen verwendeten Utensilien und Instrumenten, Scheren und Fläschchen behängt sind.

In dem Buch „Medizinische Karikaturen von 1800 bis zur Gegenwart" von Helmut Vogt finden sich weitere Karikaturen zum ärztlichen Alltag, zu Amputationen, Arzthonoraren, Augenärzten im Zusammenhang von Peinlichem und Lächerlichem im medizinischen Umgang. Die Verspottung reiche vom „Gutmütig-Humorigen bis zum Bitter-Ätzenden",[11] schreibt Vogt.

In beiden schon klassischen Büchern und Karikaturensammlungen finden sich keine Nierendarstellungen. Gibt es keine Karikaturen zu verzerrt, verformt oder verfremdend dargestellten Nieren und anderen Organen, weil sie nicht humorvolle, sondern unangenehme und schmerzliche Assoziationen wecken? Durch Krebs und andere Krankheiten entstehen Geschwulste, die nicht grotesk genannt werden können. Ihre Verbreitung außerhalb medizinischer Informationen wäre diskriminierend und bloßstellend.

Karikaturen in der Kunst lassen sich in Verbindung mit Komödien im Drama setzen. Der Hauptdarsteller der Komödie „Der Mitmacher"[12] von Friedrich Dürrenmatt (1921–1990) heißt kurz Doc. Er war ein erfolgreicher Biochemiker, der ein künstliches Virus herstellte. Während der Wirtschaftskrise wird er entlassen und dann Taxifahrer. Dürrenmatt lässt ihn in seinem Stück einen monströsen „Nekrodialysator" erfinden, der einem kriminellen Unternehmen die Entsorgung der Leichen erleichtern soll. Doc hofft dadurch, reich zu werden – mit fatalen Folgen. Der „Nekrodialysator" ist wohl der sarkastische Kontrastapparat zum Dialysegerät, das niereninsuffizienten Patienten das Leben rettet. Es ist vorstellbar, dass

7 Franz Rabelais: Gargantua und Pantagruel. 2 Bände, München, Leipzig 1911, Band 2, S. 116–118. Vgl. http://www.zeno.org/nid/20005518350 (11.12.2024).
8 Arthur Henkel, Albrecht Schöne (Hrsg.): Emblemata, Stuttgart 1967/1996, S. 1078 f.
9 Eugen Holländer: Karikatur und Satire in der Medizin, Stuttgart 1905/1921, S. 79.
10 Ebd., S. 7.
11 Helmut Vogt: Medizinische Karikaturen von 1800 bis zur Gegenwart, München 1962, S. 10.
12 Friedrich Dürrenmatt: Der Mitmacher, Zürich 1998 (1973).

Dürrenmatt aufgrund seiner Zuckerkrankheit auch kurzzeitige Erfahrungen mit der Dialyse hatte. Dürrenmatts Komödie „Der Mitmacher“ war in den 1970er-Jahren auf der Bühne ein Misserfolg.

Im Zusammenhang mit der Debatte und Entscheidung der gesetzlichen Regelung zur Organspende steht die Komödie „Die Niere“ des österreichischen Theaterautors und Kabarettisten Stefan Vögel.[13] Sie gehe „nicht an die Nieren, sondern ans Herz“, hieß es in der Ankündigung. Katrin, die Frau von Arnold, ist auf eine Spenderniere angewiesen. Er ist gesund, aber überfordert bei der Frage nach einer Nierenspende und -transplantation. Götz, sein Freund, wäre sofort bereit dazu. Daraus entwickelt sich ein komödiantischer Konkurrenzkampf, der in seiner Komik andere verwickelte Unstimmigkeiten bedingt – mit unerwartetem Schluss. „Lachtheater als Spiel mit der Angst. Denn jeden Gedanken an das in Hüfthöhe paarig angelegte Organ empfinden viele als Beklemmung“, schrieb eine Theaterkritik.

Im Zusammenhang mit der Transplantationsmedizin und der Organspende gibt es seit den 1990er-Jahren einige Karikaturen in Zeitungen, die vor allem wegen des Organmangels auf den „Spenderkörper“ fokussiert sind. Sie zeigen bei einem Autounfall den Transplantationsmediziner mit Skalpell vor der Polizei am Ort oder ihn im Streit mit zwei Aasgeiern bei einem in der Wüste verstorbenen Mann. Diese Karikaturen übertreiben, vereinfachen, greifen auf Stereotypen zurück, sodass die Ärzte als gewissenlos erscheinen und nur an Organen interessiert seien.[14]

Wenn die Karikaturen oder Komödien beschrieben werden, geht viel von ihrer anschaulichen Präsenz verloren. Bei ihrer Betrachtung denkt man sich etwas, interpretiert und projiziert etwas in sie hinein. Aber die Beschreibungen bieten eine Einladung, Karikaturen in Zeitungen und Zeitschriften oder Komödien und ihre originellen Anspielungen aufmerksam zur Kenntnis zu nehmen.

---

13 Stefan Vögel: Die Niere, Wien 2017. Vgl. https://www.theatertexte.de/nav/2/werk?verlag_id=thomas_sessler_verlag_wien&wid=o_959963522 (11.12.2024)

14 Vgl. Simon Hofmann: Umstrittene Körperteile. Eine Geschichte der Organspende in der Schweiz, Bielefeld 2016, S. 257–260.

Dieses Haus ist aus drei Steinen gebaut

Nieren in Anekdoten

Was ist eine Anekdote? Sie stellt eine kurze Geschichte einer (historischen) Person vor, die in einer bestimmten Situation durch eine pointierte Aussage anschaulich geschildert und charakterisiert wird. Das Wort stammt aus dem Griechischen („anékdoton") und bedeutet: „nicht herausgegeben"[1], noch nicht gedruckt, das heißt, die ihr zugrunde liegende Eigenschaft ist die ursprünglich mündliche Überlieferung. Anekdoten gelten von Anfang an als (politische) „Gegengeschichten" zu offiziellen Darstellungen.[2] Sie beruhen auf dem Hörensagen und bevorzugen einzelne Merk- oder Denkwürdigkeiten. Sie können sowohl wahr als auch erfunden sein. Im Sowohl-als-auch besteht ihre Faszination. Auch indem die Anekdote literarische Genregrenzen überschreitet oder verwischt. Oft hat sie daher keine Autorschaft oder mehrere poetisch Beteiligte. Aufgrund ihrer Dynamik und Metamorphose, der Veränderungsmöglichkeit je nach Situation, wird auch von der „Wanderanekdote"[3] gesprochen. Es ist übertrieben, dies anekdotisch in Zusammenhang zu setzen mit der „Wanderniere" (Senkniere / Nephroptose). Doch ein Freund, ein Mediziner, wies mich auf den gleichnamigen Songtext (1956) von Georg Kreisler hin, während er zudem vermutete, dass womöglich in dessen musischem Umgang eine persönliche Note oder ein ärztlicher Hinweis verborgen sein könnte:

Eine Wanderniere wandert durch die Welt
– Holleri, heiho, holleri, heiho
Denn nun ist sie nicht mehr ständig angestellt
– Holleri, heiaho […]

Nur die Niere wandert heiter
Immer weiter
Denn das Wandern, denn das Wandern
Ist der Niere, Niere Lust […][4]

---

1 Vgl. Heinz Grothe: Anekdote, Stuttgart 1972, S. 4.
2 Vgl. Werner Busch: Die Künstleranekdote, München 2020, S. 25.
3 Vgl. Heinz Grothe: Anekdote, Stuttgart 1972, S. 89.
4 Vgl. https://www.georgkreisler.info/song/die-wanderniere.html (12.12.2024); Hinweis von Dr. med. Michael Bentfeld in einer E-Mail an den Verfasser vom 29.06.2021.

Eine erste kurze Anekdote bezieht sich auf die kosmische Signaturenlehre (nach *Wikipedia* „die Lehre von den Zeichen in der Natur, die als Merkmale auf Ähnlichkeiten, Verwandtschaften und innere Zusammenhänge hinweisen“[5]) und handelt davon, dass Bohnensamen, weil sie der Form nach Nieren ähnlichsehen, bei der Milderung von Nierenleiden helfen würden. „Manchmal lagen die Signaturen-Gelehrten richtig mit ihren Vermutungen. Noch heute wird Bohnenschalentee bei Nierenerkrankungen getrunken“, schreibt die Medizinjournalistin Ursula Armstrong in der Ärztezeitung.[6] Dementsprechend werden auch auf Websites ähnliche Naturpräparate angeboten. Leider werden die Nierenleiden nicht konkret benannt, sodass Nephrologen zuerst zurecht weiter nach dem Kreatininwert fragen werden, bevor sie, wenn überhaupt, Tee empfehlen, auch wenn er, in Maßen getrunken, sicher nicht schaden wird.

Mit der ziemlich vergleichbaren Analogie, nämlich dass „die Gedanken in demselben Verhältnis etwa zu dem Gehirne stehen, wie die Galle zu der Leber oder der Urin zu den Nieren“,[7] bestritt der deutsch-schweizerische Naturwissenschaftler August Christoph Carl Vogt (1817–1895) im sogenannten Materialismusstreit Mitte des 19. Jahrhunderts die Vorstellung einer von der Materie unabhängigen, eigenständigen Seele. Diese polemische oder wie auch immer gedachte Aussage von Vogt wird in folgender Umformulierung zur Anekdote: „Das Hirn verhält sich zu den Gedanken wie die Niere zum Urin: Es sondert sie ab.“[8] Der Anatom Helmut Wicht fügt hinzu, „dass dieses böse Bonmot nicht zu den Lieblingszitaten der Hirnforscher, damals wie heute, zählt, ist ohne Weiteres nachvollziehbar. Nur allzu gern umgeben sie ihren Forschungsgegenstand und sich mit der Aura von Magie und Superlativ: ‚Das Hirn, das komplizierteste Stück Materie im Universum, das Organ der Seele.‘ Wie despektierlich mutet da der Vergleich zur Niere an.“[9]

Was heißt hier „despektierlich“? Auch wenn mit einer Anekdote ein Bereich kritisiert wird, sollte der andere nicht ohne Grund noch schlechter behandelt werden. Wenn es Hirnforschern zugestanden wird, warum sollten dann Nephrologen nicht auch ihr Organ als „Modellorgan“ verteidigen können oder in den Vordergrund stellen? Würde das Despektierliche auf die Anekdote allgemein bezogen, ließe sich fragen, ob es gute und schlechte Anekdoten gibt. Da sie Kritisches oder bisher Unbeachtetes berichten, haben sie zumindest gute Absichten, was

5 Vgl. https://de.wikipedia.org/wiki/Signaturenlehre (12.12.2024).

6 Ursula Armstrong: Der (Fast-)Tod der Gänseblümchen. Um Heilpflanzen ranken sich viele Geschichten und Anekdoten, Ärztezeitung 29.05.2009. Vgl. https://www.aerztezeitung.de/Politik/Der-Fast-Tod-der-Gaensebluemchen-367941.html (26.05.2021).

7 August Christoph Carl Vogt (1817–1895), zit. in: Historisches Wörterbuch der Philosophie, Directmedia CD-Rom, Basel 2010, Bd. 5, S. 869.

8 Helmut Wicht: Anatomische Anekdoten, Frankfurt a. M. 2010, S. 30; vgl. https://link.springer.com/chapter/10.1007/978-3-7985-1898-8_8 (27.05.2021).

9 Ebd.

nicht ausschließt, dass sie gewollt Halbwahrheiten aufbauschen können. Problematisch wird die „anekdotische Evidenz“ beurteilt, die als wenig vertrauens- und glaubwürdig gilt.[10]

Abbildung 4: Buchumschlag, Eugen Holländer: Anekdoten aus der medizinischen Weltgeschichte, Stuttgart 1925.

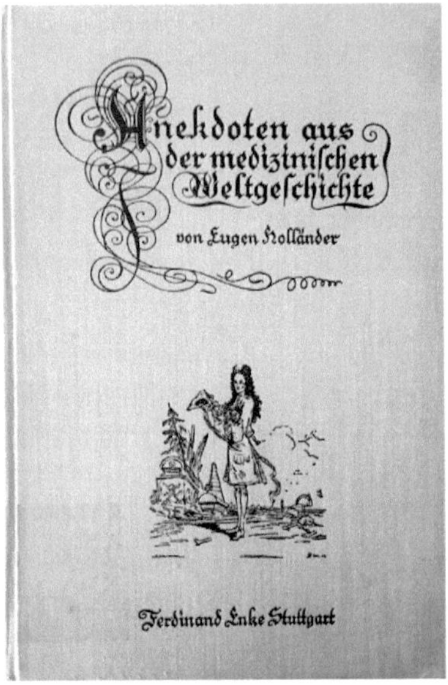

In Eugen Holländers „Anekdoten aus der medizinischen Weltgeschichte“, 1925 in Stuttgart erschienen, finden sich direkt keine solchen literarischen Kurzformen, die die Nieren zum Hauptthema haben. Höchstens am Rande wird auf sie Bezug genommen, wie etwa bei Friedrich Theodor Frerichs (1819–1885), der eine Monografie über die Brightsche Nierenkrankheit[11] verfasst habe. Von Frerichs wird gesagt, dass er „zwar diagnostizieren, aber nicht kurieren“[12] konnte und sich durch seinen schonungslosen Zynismus ausgezeichnet habe.

Holländer erzählt von Jean Casimir Felix Guyon (1831–1920), dass dieser „auf dem Gebiet der Pathologie der Niere und der ableitenden Harnwege bahnbrechend war“. Er habe einen internationalen Ruf als Operateur besessen und „aus aller Herren Länder“ bekannte und reiche Patienten behandelt, die entsprechende Honorare bezahlt hätten wie einst die Könige. „Jedenfalls aber baute sich Guyon ein Landhaus in Meudon mit der Aufschrift: ‚Dieses Haus ist aus drei Steinen ge-

10 Vgl. Robert Darnton: Anekdotomanie, in: Zeitschrift für Ideengeschichte, Heft VIII, 3 Herbst 2014, S. 67.
11 Vgl. https://peterhug.ch/lexikon/brightschekrankheit (12.12.2024).
12 Eugen Holländer: Anekdoten aus der medizinischen Weltgeschichte, Stuttgart 1925, S. 162.

baut.'"[13] Da Nierensteine heftige Schmerzen verursachen, bleibt das Schmunzeln über die Anekdote im Hals stecken. Es bleibt aber unklar, um welche „Steine" es sich handelte, Nieren-, Harn- oder Blasensteine o. Ä. Laut Holländer handeln die meisten klinischen Anekdoten von der „Kavallerie der Medizin und ihren Generälen, den Chirurgen".[14]

In einer der „Geschichten vom Herrn Keuner" von Bertolt Brecht (1898–1956) wird Herr Keuner von den Leuten gefragt: „Warum bist du krank?" In Herrn Keuners Antwort stehen die Nieren an zentraler Stelle: „Weil der Staat nicht in Ordnung ist. Darum ist meine Lebensweise nicht in Ordnung, und meine Nieren, meine Muskeln und mein Herz kommen in Unordnung."[15] Brecht nimmt hier das „soziale Modell" vorweg, in dem die gesellschaftlichen Verhältnisse als ausschlaggebend betrachtet werden für eine Haltung ohne Missstände und Ausgrenzungen. In zwei weiteren Sätzen beklagt Herr Keuner die Anpassung an die normalen Attitüden. Die kleine Geschichte endet mit dem eher rätselhaften Satz: „Aller Gewinn meiner Zeit kommt aus der Unklarheit, aus der Klarheit kommt kein Gewinn, außer, es besitzt sie nur einer."[16] Brechts „Geschichten vom Herrn Keuner" gelten nicht in erster Linie als Anekdoten, sondern als Parabeln (griech.: „parabole" = Gleichnis), obwohl beide als kurze Erzählungen mit einer namentlich genannten Hauptfigur erscheinen. Anekdoten heben Bemerkenswertes hervor, mehr als die Parabel, die sich am Allgemein-Profanen ausrichtet. Mit Herrn Keuner kann „keiner" („koiner" gesprochen in der Mundart von Brechts Heimatstadt Augsburg) oder „jedermann" gemeint sein, wenn er denn Brechts Spiegelbild erreicht.[17]

Von einer speziellen Form von Legenden berichtet Simon Hofmann in seinem 2016 publizierten Buch „Umstrittene Körperteile. Eine Geschichte der Organspende in der Schweiz": Gemeint sind die Anekdoten vom Nierenraub. Erstmals tauchten sie in den 1980er-Jahren in Lateinamerika auf, dann ab 1990 auch in Europa. Hofmann schreibt: „Im Juli 1992 berichtete beispielsweise die Basler Zeitung von einem kanadischen Studenten, der in New York von einer attraktiven Frau verführt wurde, verschwand und drei Tage später mit frischer Narbe und fehlendem Organ aufgefunden wurde. Der Artikel ist insofern bemerkenswert, als die Zeitung den Fall als Tatsachenbericht präsentierte: Laut der New Yorker Polizei kämen solche Organdiebstähle immer häufiger vor; es habe sich ein Schwarzmarkt entwickelt, auf dem happige Preise bezahlt würden. Zur gleichen Zeit kursierten in der Schweiz auch Geschichten, bei deren Opfern es sich um Schweizer handelte: Bereits im Januar hatte die Zeitung *Der Bund* darauf aufmerksam ge-

13 Ebd., S. 221.
14 Ebd., S. 5.
15 Bertolt Brecht: Geschichten vom Herrn Keuner, Frankfurt a. M. 1971, S. 97.
16 Ebd.
17 Vgl. https://de.wikipedia.org/wiki/Geschichten_vom_Herrn_Keuner (15.06.2021).

macht, dass in Bern Anekdoten über einen Organraub in Paris erzählt würden. Drei spezifische Erzählungen werden genannt: Immer handelt es sich um junge Berner Männer, die nach Paris reisen, dort betäubt werden und mit einer Niere weniger wieder aufwachen."[18] Diese Anekdote verbreitete sich in der ganzen Schweiz. Sie ließ sich nicht verifizieren, abgesehen davon, dass es, wie der Transplantationsspezialist Felix Largiadèr sagte, unmöglich sei, eine „illegal beschaffene Niere zu verpflanzen".[19]

Erstaunlich bleibt, dass sich die Nierenraub-Anekdote so weit verbreitete. Man sah darin Hofmann zufolge den impliziten „Ausdruck der Kritik gegenüber der modernen Medizin" und des „Unbehagens über die Organtransplantation, das auf Unsicherheiten und Ängsten hinsichtlich der Organspende beruhe – etwa im Zusammenhang mit der Verletzung körperlicher Identität oder dem Hirntodkonzept. Der direkte Ausdruck dieses Unbehagens sei unmöglich, weil es einem grundlegenden Dogma widerspreche – nämlich, dass Medizin wohltätig und wohlwollend sei."[20]

Manche Zeitungsberichte lesen sich wie Anekdoten, auch wenn sie die Authentizität des Vorfalls betonen. *Der Tagesspiegel* berichtet 2015 vom Nierenversagen eines „sonst recht gesunden" 56-jährigen Mannes in Little Rock, Arkansas. „Nach vielen Fragen und Untersuchungen blieb nur eine schlüssige Erklärung: Der Mann hatte es geschafft, seine Nieren mit Unmengen von Eistee zu ruinieren. Er trank jeden Tag 16 große Gläser kalten Schwarztee, insgesamt fast vier Liter. Damit nahm er Tag für Tag rund 1.500 Milligramm Oxalat zu sich, drei- bis zehnmal so viel wie andere Amerikaner." Durch diese Überdosis waren die Nierenkanälchen mit Kalziumoxalat-Kristallen verstopft. Und die Moral dieser Geschichte beruft sich auf Paracelsus, der schon vor fast 500 Jahren gesagt habe: „Allein die Dosis machts, dass ein Ding kein Gift ist."[21]

Eine ähnliche Geschichte publizierte *Der Spiegel* 2021: Ein 21-jähriger Mann kommt in ein Londoner Krankenhaus wegen Herz- und Nierenproblemen. „Dort stellt man sofort fest, dass er ein akutes Nierenversagen hat. Der Urin staut sich in beiden Nieren – ein Zustand, der die Organe dauerhaft schädigen kann." Durch die Dialyse-Behandlung stabilisiert sich sein gesundheitlicher Zustand. Am Schluss des Berichts folgt die Frage: „Was hat den 21-Jährigen so krank werden lassen?" Als wahrscheinlichste Ursache und Antwort: Der junge Mann habe

18 Simon Hofmann: Umstrittene Körperteile. Eine Geschichte der Organspende in der Schweiz, Bielefeld 2016, S. 229.
19 Ebd., S. 230.
20 Ebd., S. 231.
21 Jana Schlütter: Giftstoffe in Lebensmitteln, vgl. https://www.tagesspiegel.de/wissen/giftstoffe-in-lebensmitteln-von-einem-mann-der-sich-fast-mit-eistee-umbrachte/11604906.html (15.06.2021).

über zwei Jahre mit durchschnittlich täglich zwei Litern zu viele Energydrinks zu sich genommen.[22]

Die folgende letzte Anekdote wurde mir zugetragen – sie hat eine typische, „echte“ Anekdoteneinleitung, die den urtümlich mündlichen Charakter betont und andeutet, dass die Erzählung, von Mund zu Mund weitergegeben, zugleich anschaulich und unerklärlich klingt: Ein Bekannter, dessen Mutter mit einer Frau befreundet ist, deren Mann eine Lebendnierenspende von ihr bekommen hatte, erzählte, dass dieser Mann kurz nach der Transplantation mehr und mehr melancholisch oder sentimental geworden sei. Bei jeder (be-)rührenden Szene in einem Film oder Stelle in einem Buch sowie auch bei Erinnerungen und Erlebnissen seien ihm die Tränen gekommen. Das habe er früher überhaupt nicht gekannt.

Worum handelt es sich hier? Trifft hier – wie im „Handwörterbuch des deutschen Aberglaubens“[23] erwähnt – die mittelalterliche Vorstellung der Nieren als sozusagen emotionales Organ zu? Könnte diese Anekdote Anlass sein zum Nachdenken über die „geschlechtergerechte“ Organverteilung und -transplantation? Es heißt *die* Niere, doch ist das grammatische vom biologischen, wie auch vom sozialen Geschlecht (wofür der Begriff Gender heute verwendet wird) zu unterscheiden. Aber was bedeutet ein weibliches Organ im männlichen Körper? 2008 berichtete das Deutsche Ärzteblatt, dass das Geschlecht bei Nierentransplantationen eine größere Rolle spiele als bisher angenommen. „Weibliche Spendernieren arbeiten bei Männern – mangels Masse – nicht so gut. Frauen haben ein höheres Risiko, eine männliche Spenderniere abzustoßen.“[24] Sollten nur gleichgeschlechtliche Organtransplantationen vorgenommen werden? In der *Süddeutschen Zeitung* 2010 konnte man dazu lesen, dass das ein Problem für die Männer sei, denn es gebe zu wenig männliche Nieren. „Der Grund? Der kleine Unterschied: Frauen sind bei der Organspende erheblich großzügiger.“[25] Das heißt, wie die Internistin und Nephrologin Christiane Erley betont: „70 Prozent aller Lebendspenderorgane stammen von Frauen, aber nur 30 Prozent aller Transplantatempfänger sind Frauen. Was umgekehrt heißt: Frauen spenden häufiger ihre Nieren, neh-

---

22 Nina Weber: Ein rätselhafter Patient. Herzschmerz aus der Dose, vgl. https://www.spiegel.de/gesundheit/diagnose/herzschmerz-aus-der-dose-ein-raetselhafter-patient-a-7e19f2f0-bf0c-41f2-a0db-d514820e0721 (15.06.2021).

23 Handwörterbuch des deutschen Aberglaubens, hrsg. von Hanns Bächtold-Stäubli, Bd. 3, 2000 (1931), S. 730. Vgl. Lutz Röhrich: Lexikon der sprichwörtlichen Redensarten, Bd. 3, Freiburg 1994, S. 1097.

24 EB: Gleichgeschlechtliche Organtransplantation?; vgl. https://www.aerzteblatt.de/archiv/61262/Gleichgeschlechtliche-Organtransplantation (15.06.2021).

25 Vgl. Christina Berndt: Transplantationen: Männer im Vorteil; vgl. https://www.sued deutsche.de/wissen/transplantationen-maenner-im-vorteil-1.201118 (15.06.2021).

men aber weniger Organe für sich in Anspruch."[26] Bei der Diskussion um die sogenannte „gender imbalance" innerhalb der Lebendorganspende „handelt es sich um ein weltweites Phänomen",[27] wie die Psychologin Merve Winter feststellt. „Aus einer feministischen gesundheitspolitischen Perspektive" sei es wünschenswert, dass der Männeranteil unter den Spendern ebenso wie der Frauenanteil unter den Empfängerinnen erhöht werde. Was die Qualitäten von männlichen und weiblichen Nieren betreffe, seien die Untersuchungsergebnisse nicht eindeutig.[28]

Komplexität und Ambivalenz von Altruismus und Egoismus bei der Organspende entsprechen den Nuancen und Entwicklungen bei den Anekdoten. Ihre Beschreibungen nehmen Bezug auf gesellschaftliche Tatsachen und Umstände, dabei werden auch kulturelle Vereinnahmungen wirksam, weil es oft nicht allein um ein medizinisches Problem geht, auch wenn es im Vordergrund steht.

---

26 M. Christiane Erley: Das geht PatientInnen und ÄrztInnen an die Nieren. Geschlechtsspezifische Unterschiede bei Nierenerkrankungen?, Ärztin, 2. August 2012, 59. Jahrgang; vgl. https://www.aerztinnenbund.de/downloads/2/Aerztin%2002.12.%20Nieren.pdf (15.06.2021).

27 Merve Winter: Geschlecht und Organspende. Gesundheitspolitische Aspekte der Gender Imbalance, FEMINA POLITICA 1/2009, S. 85; vgl. https://www.google.com/url?esrc=s&q=&rct=j&sa=U&url=https://budrich-journals.de/index.php/feminapolitica/article/download/1674/1307&ved=2ahUKEwjSobPwuZnxAhVLi6QKHfehCb0QFjACegQICxAB&usg=AOvVaw0W2pzswQVF2mYC87jIdooD (12.12.2024).

28 Ebd., S. 94.

Von der Aussag auß den Wassern

Die kulturgeschichtliche Bedeutung der Harnuntersuchung

Der Urin, der in den Nieren als Teil des Harnsystems entsteht, hat medizinische Relevanz, aber auch seine kulturgeschichtliche Dimension ist einzigartig. Eine von ärztlicher Seite indizierte Urinkultur, ein mikrobiologischer Test, wird vorgenommen, um beim Verdacht einer Harnwegsinfektion Bakterien oder Mikroorganismen auf einem Nährmedium bestimmen zu können, die dann mit einem entsprechenden Antibiotikum behandelbar wären. Die „Kultur des Urins" hingegen meint, dass die Vorstellungen der Bedeutung des Harns (eigentlich „des Ausgeschiedenen") und des Urins (eigentlich des „Wassers") eine Geschichte haben. Urin ist der heute gebräuchliche medizinische Begriff. Harn entspricht der alltäglichen Ausdrucksweise, wird aber auch als Fachwort, beispielsweise für Harnwege oder Restharn, verwendet. Die Bezeichnungen sind Synonyme.

Abbildung 5: Buchumschlag, Michael Stolberg: Die Harnschau. Eine Kultur- und Alltagsgeschichte, Köln 2009.

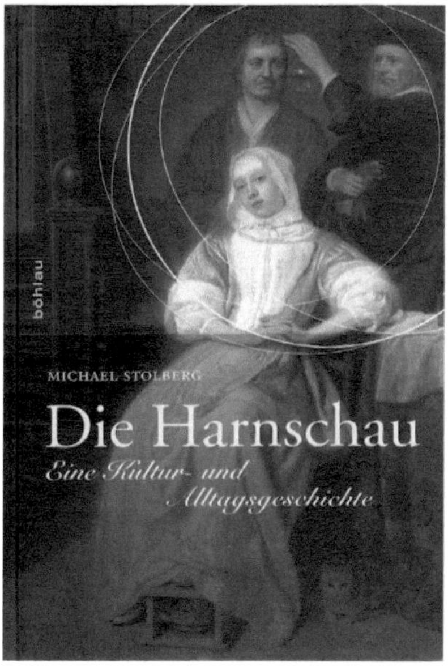

Die „Harnschau“ oder „Uroskopie“ war über viele Jahrhunderte im vormodernen medizinischen Alltag das dominierende Diagnoseverfahren; sie verlor erst im Laufe des 19. Jahrhunderts ihre Bedeutung. Die Harnschau war allgegenwärtig und genoss das „überragende Vertrauen der breiten Bevölkerung“, schreibt der Medizinhistoriker Michael Stolberg in seinem 2009 in Köln erschienenen, detailreichen und fundierten Buch *Die Harnschau. Eine Kultur- und Alltagsgeschichte.*[1]

Es ist kaum mehr vorstellbar, dass das berühmte bauchige „Harnglas das Attribut der Ärzteschaft war. Heute wird die Harnschau vor allem mit einem Konglomerat von Wahrsagerei („Uromantie“), Aberglaube, Hexerei, Prophezeiungen, Esoterik, Magie, Scharlatanerie und Quacksalberei in Zusammenhang gebracht. Zweifellos gab es diese Vorstellungen und auch Missbrauch, indem man beispielsweise behauptete, der Harn sei „etwas Böses“. Eine ausschließliche „Aussag auß den Wassern“[2] (1620) lässt sich allgemein nicht rechtfertigen. Doch die Leute waren überzeugt, dass „der Arzt aus dem Urin das Alter, das Geschlecht, die Krankheit, deren nächste und entfernte Ursache, den glücklichen und unglücklichen Ausgang des Übels bestimmen“ könne, wie der fahrende Heiler Franz Anton Vogel 1791 verbreitete. Denn, so Stolberg: „Die Harnschau zeichnete sich dadurch aus, dass sie versprach, den Zugang zu den geheimnisvollen Vorgängen im Körper des Kranken zu eröffnen, zu Vorgängen also, die den Sinnen auf andere Weise nicht zugänglich waren.“[3]

Die Harnschauerinnen und Harnschauer bildeten keinen eigenen Berufsstand, zu ihnen gehörten neben den Ärzten, die Bader, die Barbiere, die Hebammen und andere Heilkundige. Stolberg stellt fest: „Aus der Perspektive gerade auch der akademischen Ärzte und anderer gebildeter Zeitgenossen war die Harnschau keineswegs ein primitives, minderwertiges, empirisches Verfahren. Im Gegenteil, ihre Gültigkeit war durch die medizinischen Autoritäten, von Hippokrates und Galen bis Avicenna und Constantinus Africanus, verbürgt, und sie gründete sich fest auf rationalen, naturphilosophischen Prinzipien. [...] Allen anderen diagnostischen Möglichkeiten der Zeit war die Harnschau weit überlegen.“[4]

Allerdings hatte die professionelle Medizingeschichte, notiert Stolberg, wenig Interesse an einer Auseinandersetzung mit der Harnschau. Er vermutet dabei „ästhetische Gründe“ und bemerkt: „Der Harn gilt als unappetitlich und ekelerregend und, obschon nach heutigem Dafürhalten weitgehend keimfrei, als unhygienisch.“[5] Aber der Hauptgrund sei, dass die Aussagekraft aufgrund allein eines Blicks auf die Färbung oder Trübung des Urins höchstens, wenn überhaupt,

---

1 Michael Stolberg: Die Harnschau. Eine Kultur- und Alltagsgeschichte, Köln 2009, S. 26.
2 Johann Almersbach, zit. ebd., S. 105.
3 Ebd., S. 93.
4 Ebd., S. 83 f.
5 Ebd., S. 8.

als eine „Verdachtsdiagnose" erscheinen könne. Die Kritik an der Harnschau von ärztlicher Seite in gelehrten medizinischen Schriften begleitete diese von Anfang an. Der Basler Stadtarzt Felix Platter (1536–1614) schrieb deutlich, dass er es als „bösen Brauch" betrachte, dass etliche ungestüme Leute ihm „ihren stinckendten Bruntzen"[6] ins Haus tragen. Aber in der Praxis wurde der Nutzen der Harnschau kaum in Frage gestellt, wenn durch persönlichen Kontakt die näheren Umstände der Beschwerden bekannt waren. Die Ärzteschaft sah allerdings ihre Autorität schwinden durch die Beliebtheit der medikalen Laienkultur und befürchtete einen Einkommensverlust dadurch, dass die autodidaktischen Harnschauer weniger berechneten.

Die hauptsächlichen Kennzeichen bei der Harnschau waren die Konsistenz (dicker oder dünner Harn), sichtbare Beimengungen wie Haare und die Farbe, die detailliert in Farbkreisen von weiß, gelb, orange, braun wiedergegeben wurde. (Der erste allgemeine klassische Farbkreis entstand gut ein Jahrhundert später.)

Als wichtig galt auch die Einhaltung von Regeln und Ritualen, unter anderem: richtige Tageszeit der Urinabgabe, frühmorgens; Zeitfaktor, Urin vom gleichen Tag; korrekte Überbringung im Harnglas und Körben, meistens durch Boten; Betrachtung im richtigen Licht; Sorgfalt bei der Untersuchung. In der vormodernen Zeit ging man nach dem griechischen Arzt Galen (um 129–200) davon aus, dass der Urin in der Leber entsteht und mit dem Blut in die Niere gelangt und dort „abgeseiht" (gesiebt) wird. Es gab auch wunderliche Anekdoten, wie die von dem Arzt, der „aus den verschiedenen farbigen Stoffschnipseln, mit denen das Harnglas verschlossen war, erkannte, dass es sich um den Harn eines Schneiders handelte".[7] Solche absurden Erzählungen sind keine Besonderheit des 17. Jahrhunderts, auch im 20. Jahrhundert erklärte der Surrealist Salvador Dalí (1904–1989), wer *seinen* (also Dalís) Urin trinke, erhöhe seine Genialität. Auch Manipulationen des Urins oder mit dem Urin waren und sind möglich, heute gibt man den Urin unkontrolliert im Geheimen ab.

Aber bei der Harnschau wird, wie Stolberg betont, die „große Anschaulichkeit und Leibnähe deutlich"[8] – „Sie stiftete angesichts des oft unheimlichen, beängstigenden Krankheitsgeschehens Sinn und vermittelte Orientierung und Zuversicht, indem sie das Krankheitsgeschehen greifbar und verständlich machte."[9] In diesem Kontext stellt sich die Frage, wie vor allem die Motive der Harnschau in der frühneuzeitlichen niederländischen Genremalerei beträchtliche Aufmerksamkeit erreichen konnten. Dabei sagt Stolberg: „Die Beliebtheit des Themas bei den Künstlern und offenbar auch bei den Kunden ist auf den ersten

6 Felix Platter, zit. ebd., S. 23.
7 Ebd., S. 210.
8 Ebd., S. 122.
9 Ebd., S. 125.

Blick erstaunlich. Immerhin galt der Harn auch damals schon als anstößig."[10] Es lassen sich grundsätzlich zwei Darstellungsformen unterscheiden: der ärztliche oder der bäuerliche Harnschauer. In den Bildern von Justus Juncker (1703–1767) und von Jan Jansz Buesem (1600–1649) fällt die Art der Betrachtung in Bezug auf die Lichtquelle auf. Sie wird die Diagnose des Urins beeinflussen, der im direkten Sonnenlicht eine andere Farbe hat als im diffusen Gegenlicht der Bauernstube.

Das umfangreiche Material und die Quellen, ärztliche Abhandlungen und Selbstzeugnisse von Patienten, die Stolberg beispielhaft zusammenstellt und kommentiert, münden in eine sehr differenzierte, stille Rehabilitation der Harnschau. Diese nennt er „einen bislang unbeachteten Motor"[11] der wissenschaftlichen Entwicklungen. Denn genauer betrachtet gibt es nach Stolberg keinen Bruch zwischen der spekulativ erscheinenden Harnschau und der neu aufkommenden Anatomie und den objektiven Sektionsbefunden. Die beharrliche Orientierung der Bevölkerung am Urteil über den aus dem Innern des Körpers stammenden Urin zeigt, „dass das Streben nach einer ‚objektiven', nicht primär auf dem Patientennarrativ beruhenden Diagnose keineswegs eine Neuerung der klinischen Medizin des 19. Jahrhunderts war".[12] Zumal in der Frühen Neuzeit die wesentlichen Erkenntnisse der Anatomie für die Praxis zunächst eher bescheiden waren, im Gegensatz zur Harnschau. Doch die ist (Kultur-)Geschichte. Selbst wenn ich meine, mich zu erinnern, dass ich einen Urologen einmal sagen hörte, dass er sich manchmal schon den Urin auch anschaue.

---

10 Ebd., S. 137.
11 Ebd., S. 199.
12 Ebd., S. 218.

Das Design der Nieren

Optische Ähnlichkeit und Symbol

„Design (engl. für ‚Gestaltung')", heißt es kurz in *Wikipedia*, „bedeutet meist Entwurf oder Formgebung. Es ist ein Lehnwort aus dem Englischen, das wiederum aus dem Lateinischen designare (‚bezeichnen') abgeleitet ist und in viele Sprachen Eingang gefunden hat. Design ist ursprünglich die äußerliche Form- und Farbgestaltung eines Objekts, beinhaltet aber heute eine Vielzahl von weiteren Aspekten [...]."[1] Der Artikel ist sehr viel umfassender. Der aktuelle *Wikipedia*-Beitrag ist 16 Seiten lang, dagegen findet sich zu „Design" in der altehrwürdigen gedruckten *Brockhaus Enzyklopädie* von 1988 nur drei Zeilen[2] – vielleicht ein Eindruck von modischen Sprachwandlungen.

Nieren fallen eigentlich selten auf, liegen, wie man oft sagt, „tief im Körper" oder werden ein „stummes" oder auch „verkanntes" Organ genannt. Nieren können krank sein oder werden, ohne dass man etwas merkt, schmerzlos. Das stimmt sogar mit gewissen Ansichten zum Design überein, die davon sprechen, dass Design „unsichtbar" oder „unaufdringlich" sei.[3] Allerdings sind Nierensteine sehr schmerzhaft, und eine Niereninsuffizienz ist therapeutisch lebenslang durch Dialyse oder Nierentransplantation begrenzt behandelbar. Schlechtes Design überlebt nicht. Auf die Gestaltung der Nieren hat niemand Einfluss. Sie ist buchstäblich das Vorbild. Die Anatomie der menschlichen Nieren bestimmt das Design, nicht das Design die Nieren.

Im Folgenden referiere ich Darstellungen, die sich auf verschiedenen Internetseiten finden. Oft habe ich mich bewusst auf *Wikipedia*-Artikel beschränkt, um einen provisorischen Eindruck der Vergleichbarkeit zu ermöglichen. Unter dem jeweiligen Stichwort lassen sich die Texte im Detail nachlesen, überprüfen und selbst deuten. In der Sammlung der Zitate und Zusammenfassungen liegt ihr Sinn, der vereinnahmenden, der treffenden oder danebenliegenden Art und Weise in Bezug auf die Rolle der Nieren. Erörtert, verdeutlicht, suggeriert oder hintertreibt das jeweilige intendierte Design der Nieren eine Instrumentalisierung, übertriebene Symbolisierung oder eine verzerrte Identifizierung?

„Bohnen" werden in *Wikipedia* beschrieben als „sowohl die runden, teils länglichen oder nierenförmigen Samen als auch die sie umgebende Hülse mitsamt den eingeschlossenen Samen (...) und ebenfalls die gesamte solche Samen bilden-

1 Vgl. https://de.wikipedia.org/wiki/Design (12.12.2024).
2 Brockhaus Enzyklopädie, Fünfter Band, Mannheim 1988, S. 276.
3 Vgl. https://www.designtagebuch.de/wiki/zitate-ueber-design/ (12.12.2024).

de Pflanze aus der Familie der Hülsenfrüchtler …[4] Die *Kidneybohne* ist wegen ihrer optischen Ähnlichkeit in Form und Farbe nach der Niere benannt (‚kidney', englisch für Niere).[5] Das heißt, die Bezeichnung ist von der optischen Kenntnis einer der menschlichen Nieren abhängig. Bohnen sind Nutzpflanzen, durch kulturelle Einwirkungen unterliegen sie Veränderungen und Züchtungen. In erster Linie geht es dabei nicht um Gestaltungsabsichten, nicht um Design. Doch die Bezeichnung kann als Aspekt davon betrachtet werden, wie die in Antike und Mittelalter bekannte Signaturenlehre, die „von der Annahme ausgeht, dass die Natur (bzw. Gott in seiner Schöpfung) durch Form und Farbe Hinweise gebe, welche Pflanze bei welcher Krankheit als Heilpflanze genutzt werden könne (z. B. Leberblümchen)".[6] „Die Signaturenlehre (lateinisch ‚signatura rerum'; von ‚signare', bezeichnen, kennzeichnen) ist die Lehre von den Zeichen in der Natur, die als Merkmale auf Ähnlichkeiten, Verwandtschaften und innere Zusammenhänge hinweisen",[7] heißt es dazu in *Wikipedia*. Der Schweizer Arzt und Alchemist Theophrastus Bombastus von Hohenheim, genannt Paracelsus (1493/94–1541), „bediente sich der Signaturenlehre zum Auffinden von Heilstoffen und zur Extraktion der darin enthaltenen Wirkstoffe. In der Signaturenlehre glaubt man, dass die Zeichen der Gleichheit auf die Wirksamkeit hinweisen: Das Innere der Walnuss und das Gehirn sind sich ähnlich: Die im Mörser zerstampfte Walnuss heile daher Kopfschmerzen, Bohnen seien gut bei Nierenleiden usw.",[8] wie der Diplom-Physiker und Diplom-Designer Rolf Küster notiert.

Im Gegensatz zu der Bohnenform haben die durch einen Steg getrennten horizontalen oder je nach Modell vertikalen Ovalformen oder abgerundeten Rechtecke des Front- und Kühlergrills eines BMW mit der typischen Nierenform wenig zu tun. Einzig dadurch, dass die Kühlerelemente zu zweit vorkommen und so an das Merkmal der Nieren als Zwillingsorgan anknüpfen, sind sie im Vorteil gegenüber der Bohne. Die schweizerische Boulevardzeitung BLICK publizierte im April 2022 einen Fotobericht zum „BMW-Grill im Wandel der Zeit".[9] Anscheinend von Anfang an habe der Kühlergrill den Beinamen „Nieren" bekommen. Es ist unklar, von wem und warum diese vergleichende Namensgebung entstand, ob im Scherz, zur Ehre oder zum Spott. Man sage aber meistens nur kurz „die Niere", die *BMW-Niere*. Als die Kühler mit der Zeit immer größer wurden, nannte man sie „Monsternieren", was in Bezug auf das als unansehnlich beurteilte Design zur Schlagzei-

4 Vgl. https://de.wikipedia.org/wiki/Bohne (12.12.2024).

5 Vgl. https://de.wikipedia.org/wiki/Kidneybohne (12.12.2024).

6 Vgl. https://www.spektrum.de/lexikon/biologie/signaturen lehre/61530#:~:text=Signaturenlehre%20 %5Bvon%20latein.,werden%20könne%20(z. B.%20Leberblümchen (18.01.2025).

7 Vgl. https://de.wikipedia.org/wiki/Signaturenlehre (12.12.2024).

8 Rolf L. A. Küster: Prinzip Schönheit. Ästhetik als kognitive Welterschließung in Natur, Design und Psychologie, Hildesheim 2022, S. 124.

9 Vgl. https://www.blick.ch/auto/classic/wie-sich-das-bmw-markenzeichen-in-88-jahren-wandelte-das-geht-voll-an-die-nieren-id16481031.html (12.12.2024).

le „Nierenversagen" führte. Doch die *BMW-Niere* ist sozusagen das Gesicht dieser Automarke, das zeigen die vielen Fotos auf der *Wikipedia*-Seite eindrücklich.[10]

Der Designer James Kelly ist jedoch der Ansicht, dass die Niere im Kühlergrill von BMW inzwischen als Alleinstellungsmerkmal bedeutungslos sei.[11] Nach der Verlautbarung auf der Webseite des Autokonzerns trifft das nicht zu: „Seit 1933 trägt fast jeder BMW einen Kühlergrill in Form einer Doppelniere [...]. Ihre Rolle als markentypisches Erkennungszeichen haben die berühmten Nieren trotz vieler Metamorphosen aber nie verloren."[12]

Beim Nierentisch ist direkt von einem organischen Design die Rede – man nannte ihn ein „Organ auf drei Beinen".[13] Er war offenbar in den 1930er-Jahren schon in den USA und Skandinavien bekannt, in Deutschland prägte er die 1950er-Jahre, sodass man vom Nierentisch-Zeitalter, vom Nierentisch-Stil oder von der Nierentisch-Kultur sprach. Seine leicht ungleichmäßig geschwungene Bauweise wurde nach 1945 im Kontrast zu den schroffen nationalsozialistischen Möbeln gesehen, aber auch ab 1960 belächelt, aufgrund der mangelnden rechten Winkel, die dann bevorzugt wurden. Der Nierentisch war das vermittelnde Element der Couchecke und der modernen Wohnkultur.[14] „Nicht eindeutig geklärt bleibt jedoch, wie sich der neue Geschmack in der Nachkriegssituation konkret etablierte und in welchem Zusammenhang er mit Umwandlungsprozessen innerhalb der westdeutschen Gesellschaft stand", schreibt Hanna Elisabeth Koch.[15] Unklar bleibt auch sein Kultstatus. Obwohl der Nierentisch als typisches Symbol der 1950er-Jahre gilt, war er angeblich gar nicht so weit verbreitet. Das Symbol überstrahlt das Wissen um die Sache. Es lässt sich detailliert die Beschaffenheit des Nierentisches beschreiben: Resopal beschichtet, mosaikbesetzte Oberfläche, drei schräg gestellte, dünne Beine,[16] aber nicht angeben, wer ihn erfand, wann er entstand und warum er diesen Namen bekam.

Wie der Nierentisch erscheint manchmal auch die Farbmischpalette eines Malers oder einer Malerin nierenförmig. Das markante Loch in der Palette ließe sich mit einer im Querschnitt dargestellten Nierenarterie oder -vene assoziieren, doch es dient dazu, dass vor allem der Daumen die Palette gut fixieren kann.

Wenn die Nieren im Vergleich zu anderen Organen noch so weitgehend unbekannt und unterschätzt sind, wie kommt es, dass doch in einigen Bereichen die

---

10 Vgl. https://de.wikipedia.org/wiki/BMW-Niere (12.12.2024).

11 Vgl. Neue Zürcher Zeitung, 21. Juli 2022, S. 20.

12 Vgl. https://www.bmw.com/de/design/bmw-niere-markenzeichen-im-wandel-der-zeit.html (12.12.2024).

13 Vgl. https://makk.de/Alles-ist-Design (12.12.2024).

14 Vgl. Martin Warnke: Zur Situation der Couchecke, in: Jürgen Habermas (Hrsg.): Stichworte zur „Geistigen Situation der Zeit", Band 2, Frankfurt a. M. 1979, S. 673 ff.

15 Vgl. Hanna Elisabeth Koch: https://freidok.uni-freiburg.de/fedora/objects/freidok:10414/datastreams/FILE1/content (12.12.2024).

16 Vgl. https://de.wikipedia.org/wiki/Nierentisch#cite_note-5 (12.12.2024).

Nieren und ihre Form zum Vorbild oder zum Symbol, zum Corporate Design, zu einem Alleinstellungsmerkmal und Erscheinungsbild wurden? Denn die Nieren haben kein Design. Die Form der Nieren hat man über die Jahrhunderte zwar immer genauer erfassen können, sie zu gestalten aber nicht. Das Design der Nieren in den genannten Beispielen besteht aus formalen, zufälligen, mehr oder weniger zutreffenden oder gelungenen Analogieschlüssen.

Die Nieren zu beiden Seiten

Aspekte einer Bildkulturgeschichte

Unter einem Krankheitsbild wird bekanntlich die „Gesamtheit aller für eine Krankheit charakteristischen Erscheinungen“[1] verstanden. Bilder werden in der Medizin aber auch im wahrsten Sinne des Wortes verwendet, als anschaulicher Beleg somatischer und organischer Gegebenheiten. Welche Rolle spielen dabei die Bildbeschreibung und die Interpretation angesichts der Geschichte der medizinischen und künstlerischen Darstellungen und der modernen bildgebenden Verfahren?

Wenn der Arzt beispielsweise bei einer Ultraschalluntersuchung sagt: *Das Bild zeigt die Niere,* dann erscheint das verständlich und eindeutig.[2] Vielleicht sagt er sogar *Das ist die Niere* und umfährt demonstrativ mit dem Zeigefinger den Umriss auf dem Bildschirm, obwohl man als Laie und Patient fürs Erste nur eine grießige, grau-schwarz abgestufte, kaum klar gekennzeichnete Kontur erkennt. Der Inhalt, das, was im Bild zu sehen ist, und der Sinn des Bildes sind nicht für alle gleich gewiss. Über die Merkmale und Hinweise auf dem Bildschirm, dem Bildträger, gilt es, sich die eigentlich unsichtbare, reale Niere zu erschließen. Ich versuche im Folgenden, die Attraktivität und Mehrdeutigkeit einiger ausgewählter Bilder von Nieren unter kulturgeschichtlichen Gesichtspunkten darzustellen.

Der bekannte antike griechische Philosoph Platon (um 428–347 v. Chr.) sah in Bildern nur einen „oberflächlichen Abklatsch der Dinge“. Sie könnten nur Nebenaspekte beitragen, ließen keine vernünftigen Aussagen zu und richteten sich nur an „primitive Instinkte“.[3] Ganz anders die Beurteilung der neuen Bildgebungsverfahren wie die Sonografie: Sie zählen zu den zuverlässigsten und wichtigsten Methoden für eine genaue Diagnose.[4] Auch in religiöser Hinsicht spielten der bilderfeindliche und bilderfreundliche Umgang eine zentrale Rolle.

Die ersten detaillierten Darstellungen einzelner Organe im Kontext einer Leichenöffnung entstanden um 1300 als kunstvolle Miniaturen in Handschriften, vermutlich zu Lehrzwecken. Ein Beispiel eines seltenen kleinen Dokuments

1 Vgl. https://www.duden.de/rechtschreibung/Krankheitsbild; vgl. https://de.wikipedia.org/wiki/Krankheitsbild (12.12.2024).

2 Vgl. Lambert Wiesing: Sehen lassen. Die Praxis des Zeigens, Berlin 2013, S. 41.

3 Vgl. Karlheinz Lüdeking: Zwischen den Linien. Vermutungen zum aktuellen Frontverlauf im Bilderstreit, in: Gottfried Boehm: Was ist ein Bild?, München 1994, S. 347

4 Vgl. John Michael Krois: Was sind und was sollen die Bilder?, Kunst als Wissenschaft/Wissenschaft als Kunst, https://www.yumpu.com/de/document/view/5646072/md-kunst-als-wissenschaft-wissenschaft-als-kunst, o. J. S. 5 f. (12.12.2024).

stammt aus dem Bodleian Manuskript Ashmole 399 und zeigt eine vorbildlich erzählende Veranschaulichung, in der allem Anschein nach auch die Nieren gezeigt werden.

Die bekanntesten anatomischen Schriften um diese Zeit verzichteten allerdings auf Abbildungen. Holzschnitt und Buchdruck, die diese einfacher als Handzeichnungen ermöglichten, entstanden erst um 1450.[5]

Bilddarstellungen versteht man beinahe ohne Text – nach dem damals aus dem Bilderstreit hervorgegangenen, von der Religion geduldeten Prinzip, dass diejenigen, die nicht lesen können, sich die Sache unter Anleitung aus Abbildungen erschließen sollen.

Bei der Abbildung aus dem Bodleian Manuskript Ashmole 399 geht es um eine Abfolge von zwei aufeinander bezogenen Aquarellen, die eine eindrückliche Bildgeschichte ergeben. Ich habe sie im Buch „Die Medizin in der klassischen Malerei" (1923)[6] des Medizin- und Kunsthistorikers Eugen Holländer (1867–1932) gefunden, der sie, wie er betont, dem Londoner Medizinhistoriker Charles Singer (1876–1960) verdankt.[7]

Holländer beschreibt die beiden Bilder wie folgt: „Das obere Aquarell führt uns an ein Sterbelager, der Arzt mit langem Mantel und rotem Barett lässt das Uringlas fallen als Ausdruck einer ominösen Prognose. Die Angehörigen flehen den Arzt vergeblich an. Neben diesem werden noch Kleriker sichtbar. Auf dem unteren Bilde wird nun die Patientin als bereits seziert dargestellt. Der Leib ist vom Schwertfortsatz bis zur Symphyse ausgeschnitten und der Bauch so ausgenommen, dass man die Wirbelsäule deutlich erkennt. Die einzelnen Organe, wie Lunge, Nieren, Magen, Gedärme, sind getrennt zu sehen. Der Obduzent hält in der Hand die Leber, in der Linken das Messer. Zu diesem Mann, der sich die Kleider hochgesteckt hat, um sich nicht zu beschmutzen, tritt nun der Arzt des Oberblattes von einem Mönch gefolgt. Aus seinem Mienenspiel geht hervor, dass er dem Anatomen Vorwürfe macht, während das Gesicht dieses von naivem Erstaunen beherrscht wird."[8]

Während die kranke Frau im oberen Aquarell markant im Vordergrund steif auf einem Bett liegt, zugedeckt von einem Laken, ihren Kopf auf einem Kissen, ist sie als nackte Tote im unteren Bild in den Hintergrund gerückt. Sie schwebt so-

---

5 Vgl. Kurt W. Becker: Anmerkungen zur Geschichte der anatomischen Sektion, Homburg/Saar 2002, S. 8, vgl. https://publikationen.sulb.uni-saarland.de/bitstream/20.500.11880/20780/1/Zur_Geschichte_der_anatomischen_Sektion.pdf; vgl. Ludwig Choulant: Geschichte und Bibliografie der anatomischen Abbildung und ihrer Beziehung auf anatomische Wissenschaft und bildende Kunst, Weigel Leipzig 1852, S. VII.

6 Eugen Holländer: Die Medizin in der klassischen Malerei, Stuttgart 1923. S. 27.

7 Vgl. http://www.hellenicaworld.com/Science/Literature/CharlesSinger/en/StudiesHistoryAndMethodOfScience.html#XVIII, (11.08.2020). Plate XXVIII. A DISSECTION SCENE, circa 1298, S. 79.

8 Eugen Holländer: Die Medizin in der klassischen Malerei, Stuttgart 1923. S. 28 f.

zusagen im Bild, genauso wie die um sie aufgereihten Organe: Magen und Darm unter ihr, Lunge, Herz und Nieren über ihr. Die Nieren (oben rechts im unteren Aquarell) haben allerdings nicht ihre bekannte typische Form, sondern sind eher länglich dargestellt. Ihre Lage unter dem Zwerchfell ist jedoch ziemlich eindeutig, zudem findet sich im Manuskript Ashmole 399 bestätigend noch eine ähnliche einzelne Illustration der Nieren.[9]

Das untere Aquarell ist bestimmt durch die Auseinandersetzung zwischen Arzt und Anatom. Orientiert man sich an den Gesten des Arztes, scheint er die christliche Ächtung der Anatomie im Mittelalter zu vertreten.[10] Doch die Attraktion der Anatomie und ihr Erkenntnisgewinn waren nicht aufzuhalten. Ausgehend von den Miniaturen erreichten die künstlerisch-medizinischen Abbildungen in den Anatomiegemälden Rembrandts im 17. Jahrhundert einen Höhepunkt.[11]

Die mittelalterliche Malerei war „strukturiert wie eine Schrift“,[12] das heißt, die Bildgegenstände und -inhalte waren wie Buchstaben oder kombinierte Zeichen nebeneinandergesetzt und aufgereiht. Es gab keine oder kaum Überschneidungen. Es war eine in der Fläche sich ausbreitende Darstellung. Diese Bildwelt ist klar umgrenzt, bei der Betrachtung lässt sich eins ums andere gut erfassen.[13] Mit der Erfindung der Zentralperspektive als einer „Äußerung des Renaissance-Individualismus“, wie Rudolf Arnheim notiert, ändert sich die Darstellungsweise durch die räumliche Dimension und die Vergegenwärtigung der Betrachtung, deren Standort durch die Konstruktion der Perspektive festgelegt wird.

Im ersten Band der „Geschichte der medizinischen Abbildung“ (1967) des deutschen Medizin- und Kunsthistorikers sowie Anatoms Robert Herrlinger (1914–1968) findet sich dazu folgende prägnant veranschaulichende Gegenüberstellung dieser Umwälzung um 1500.[14]

„Eingeweideschema“, nennt Herrlinger[15] die Abbildung in dem 1501 erschienenen Buch „Anthropologicum“ von Magnus Hundt (1449–1519). Sie galt als die „bis dahin vollständigste bildliche Darstellung aller Eingeweide“, allerdings sind

---

9 Vgl. https://digital.bodleian.ox.ac.uk/inquire/Discover/Search/#/?p=c+0,t+,rsrs+0,rsps+10,fa+,so+ox%3Asort%5Easc,scids+,pid+2b7310aa-9199-4a5b-93fb-4f5f075ca28a,vi+3272b6e7-775f-4fe7-a9aa-ebca42d1430d (11.08.2020), S. 49.

10 Vgl. Kurt W. Becker: Anmerkungen zur Geschichte der anatomischen Sektion, Homburg/Saar 2002, S. 6, https://publikationen.sulb.uni-saarland.de/bitstream/20.500.11880/20780/1/Zur_Geschichte_der_anatomischen_Sektion.pdf (11.08.2020).

11 Vgl. Eugen Holländer: Die Medizin in der klassischen Malerei, Stuttgart 1923. S. 30/S. 60 ff.

12 Leonard Schmeiser: Die Erfindung der Zentralperspektive und die Entstehung der neuzeitlichen Wissenschaft, München 2002, S. 39.

13 Vgl. Rudolf Arnheim: Kunst und Sehen. Eine Psychologie des schöpferischen Auges, Berlin 2000 (1954), S. 286 f.

14 Robert Herrlinger: Geschichte der medizinischen Abbildung, München 1967.

15 Ebd., S. 65 ff. In Bezug auf Ludwig Choulant: Geschichte und Bibliografie der anatomischen Abbildung und ihrer Beziehung auf anatomische Wissenschaft und bildende Kunst, Leipzig 1852, S. 24 ff.

Abbildung 6: Eingeweideschema, aus Robert Herrlinger: Geschichte der medizinischen Abbildung, München 1967, S. 65: Schema der Brust- und Baucheingeweide aus MAGNUS HUNDT, Anthropologium (Leipzig 1501); vgl. Ludwig Choulant: Geschichte und Bibliografie der anatomischen Abbildung und ihrer Beziehung auf anatomische Wissenschaft und bildende Kunst, Leipzig 1852, S. 24.; vgl. https://www. nlm.nih.gov/exhibition/historicalanatomies/hundt_home.html (14.08.2020).

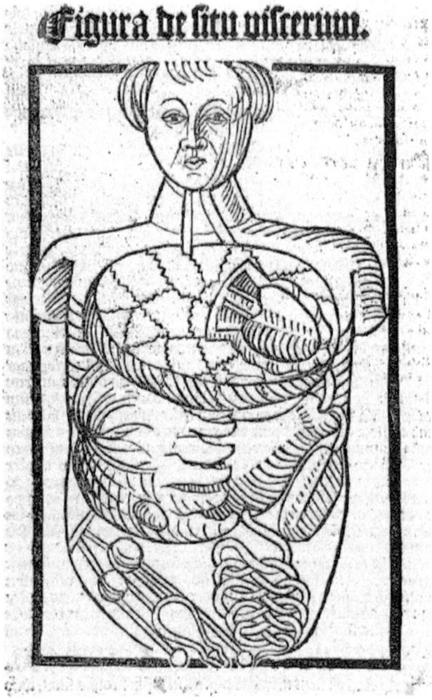

die Organe Herz, Lunge, Leber, Magen, Milz, Darm und Nieren als „Formelzeichen" zu verstehen. Sie erscheinen mittelalterlich flächenhaft, einer Auflistung gleich. Beide Nieren werden links unten eingezeichnet. Herrlinger sagt, dass man einen modernen Maßstab anlegen würde, wenn man sie als „richtig" oder „falsch" beurteilte, denn darum ginge es nicht. Der Holzschnittkünstler habe vielmehr eine damals „ästhetisch sehr anschauliche Form" gefunden.

Ein paar Jahre später, beim Situsbild des Holzschneiders Johannes Wächtlin/Wechtlin (1480–1530) im „Spiegel der Artzney" (1518) von Lorenz Phryes/Fries (um 1490–1531/32), liegt nun nach Herrlinger „eine grundsätzlich andere Art der bildlichen Darstellung vor" in dieser „ersten deutschen anatomischen Abbildung in neuzeitlicher Formensprache". Einmal abgesehen von den ungewöhnlichen Darstellungen des Gehirns um die Figur herum (die an Leonardo da Vincis Zeichnungen erinnern), zeigt die anatomische Abbildung den Brustbereich und den Bauchraum ziemlich lebensnah und wirklichkeitsgetreu nach den neuen perspektivischen Gestaltungsmöglichkeiten, die nach Herrlinger als eine „Zeitwende" gelten. Denn der Raum erscheint so, „als ob sich Betrachter und Bildfigur zugleich dar-

Abbildung 7: Situsbild, aus Robert Herrlinger: Geschichte der medizinischen Abbildung, München 1967, S. 65: Eingeweidesitus aus LORENZ PHRYES (Fries), Spiegel der Artzney (Straßburg 1518); vgl. Ludwig Choulant: Geschichte und Bibliografie der anatomischen Abbildung und ihrer Beziehung auf anatomische Wissenschaft und bildende Kunst, Leipzig 1852, S. 26; vgl. https://commons.wikimedia.org/wiki/Category:Hans_ Wechtlin?uselang=de#/media/File:Gersdorff_Feldbuch_eingeweide.jpg (14.08.2020).

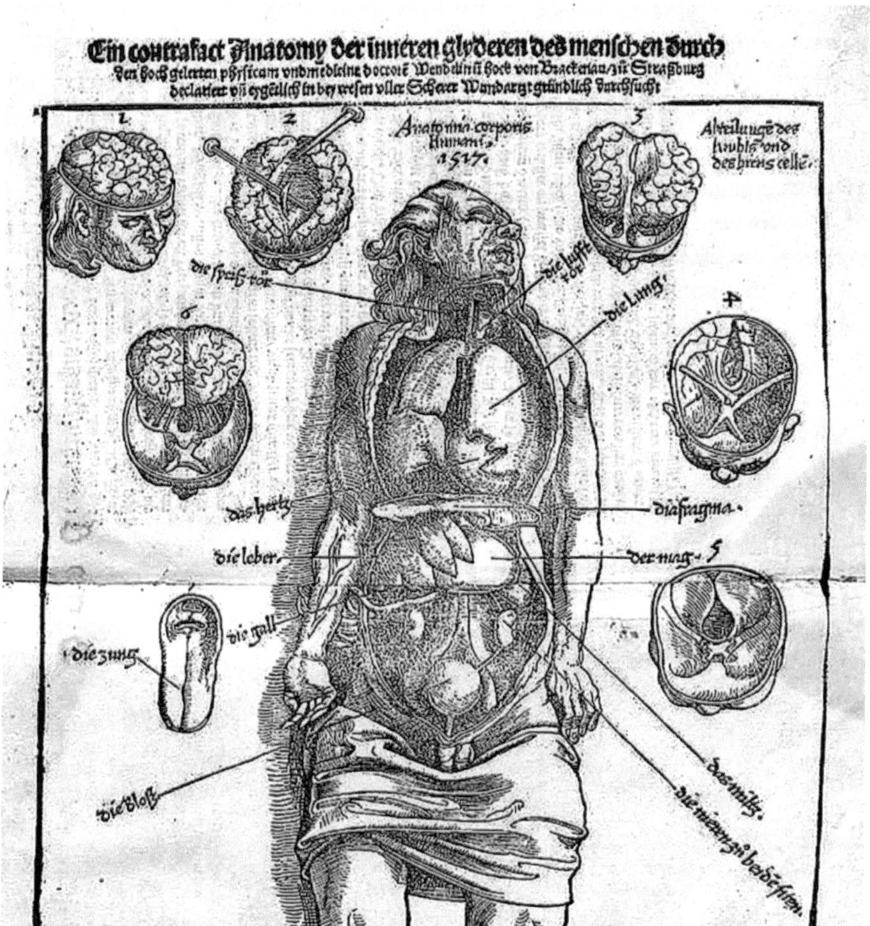

in befänden“. Durch die plastische Darbietung entsteht der Eindruck, der Körper trete aus dem Bild heraus und stehe den Betrachtenden gegenüber.[16] Man erlebt den Bauch als eine Art mit Organen gefüllten Hohlraum. Durch die räumliche Wirkung des Bildes ergänzen die Betrachtenden die nur ausschnitthaft oder sich überlappenden Bildgegenstände durch ihre Wahrnehmung und Erwartung oder ihr Vorwissen.

Da diese neuartige Abbildung eine realistische Sicht auf die Organe beabsichtigt, lässt sich hier der Maßstab von fehlerhaften Vorstellungen anlegen. Die Nieren sind annähernd richtig lokalisiert, aber ihre Zu- und Abgänge falsch wiedergegeben. Innovativ sind die didaktischen Hinweis- oder Referenzlinien, rechts unten diagonal ist vermerkt: *die nieren zú beidē siten.*

Die ältesten Holzschnitte einzelner Organe finden sich nach Herrlinger bei Johann Peyligk (1474–1522) in dessen 1499 anonym erschienenen „Philosophie Naturalis Compendium“. Rechte und linke kreisförmige Nieren (ren) wirken wie aufgehängt an der Vene, doch die Verbindung zur Blase (vesica) erscheint nach den üblichen Musterbildern.

Abbildung 8: Rechte und linke kreisförmige Nieren, aus Robert Herrlinger: Geschichte der medizinischen Abbildung, München 1967, S. 66, Figur aus PEYLIGKS „Compendium“ (1499; vgl. http://diglib.hab.de/wdb.php?dir=inkunabeln/125-2-quod-2f-2&distype=thumbs (14.08.2020).

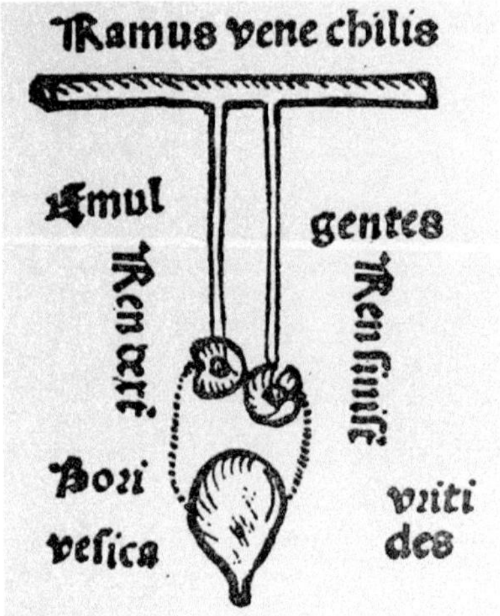

Das Traktat „De humani corporis fabrica“ (Vom Bau des menschlichen Körpers) von Andreas Vesalius/Vesal (1514–1564), es erschien 1543 in Basel, wird

16 Vgl. Leon Battista Alberti: Della Pittura/Über die Malkunst, 1435/36, Darmstadt 2002, S. 149, S. 151.

von Herrlinger als das „größte Buch der Medizingeschichte" bezeichnet. Es sei der „Prototyp des wissenschaftlichen Lehrbuchs" und „bis heute beispielhaft modern".[17] Dazu zählen auch die vielen phänomenalen, ganzfigurigen und detaillierten Abbildungen des Holzschneiders Jan Stephan van Calcar (1499–1546), die von seinem Lehrer Tizian, aber aller Wahrscheinlichkeit nach auch von Leonardo da Vincis frühen anatomischen, „visionär belebten" Handzeichnungen und Skizzen angeregt sind. Herrlinger sagt, Vesals Anatomie sei die „Basis der Chirurgie (und erst in zweiter Linie der gesamten Heilkunde)" und Leonardos Anatomie sei die „Basis der Anthropologie".[18] Kurz: eine denkwürdige Koexistenz von Medizin und bildender Kunst.

Mit Vesal beginne ein „neues Wissensparadigma", aber kulturkritisch kommt es gleichzeitig zu einer Verschiebung von einem ganzheitlich leiblichen zu einem fragmentarischen, zergliedernden und „organzentrierten" Menschenbild. Letzteres führe, postuliert die Kulturwissenschaftlerin Anna Bergmann in ihrem Buch „Der entseelte Patient" (2004)[19], von der „Auffassung vom Körper als Maschine" über das Hirntodkonzept, nach dem sich Organtransplantationen richteten, bis zur Gentechnologie.

Vesal dokumentiert in „Fabrica" auch eine einzelne Darstellung des Inneren einer Niere. Die Abbildung ist eher als Karikatur zu verstehen; sie soll die überholte Ansicht der Funktion der Niere als eine Art Sieb oder siebförmiger Membran – markiert mit dem Großbuchstaben E – wiedergeben. Der österreichische Anatom Moriz Holl (1852–1920) hat festgestellt, dass Vesals Kenntnisse der Niere ebenso bescheiden waren, doch könne man annehmen, dass die „alten Ärzte und Anatomen" eine „siebförmig durchlöcherte Stelle in der Nierensubstanz (i. e. die an der Spitze der Nierenpapille befindliche Area cribrosa der heutigen Anatomie) gesehen haben müssen".[20]

Im Anschluss an Vesals prächtig illustrierte Abhandlung lässt sich fragen, welche Funktionen Bilder haben, welche Rolle Abbildungen spielen. Allgemein unterscheidet man zwischen religiösen, ästhetischen, politischen und abbildenden Funktionen von Kunst und bildnerischen Ausdrucksweisen.[21] Die medizinisch orientierten Bilder besitzen zweifellos abbildende Funktion, aber ihre ästhetischen Aspekte sind nicht zu unterschätzen. Erfahrungen und

17 Robert Herrlinger: Geschichte der medizinischen Abbildung, München 1967, S. 117.

18 Ebd., S. 75 f.

19 Vgl. Anna Bergmann: Der entseelte Patient. Die moderne Medizin und der Tod, Berlin 2004, S. 107ff, S. 277ff; vgl. Claudia Benthien, Christoph Wolf (Hrsg.): Körperteile. Eine kulturelle Anatomie, Reinbek bei Hamburg 2001, S. 13.

20 Vgl. Anna Bergmann: Der entseelte Patient. Die moderne Medizin und der Tod, Berlin 2004, S. 107ff, S. 277ff; vgl. Claudia Benthien, Christoph Wolf (Hrsg.): Körperteile. Eine kulturelle Anatomie, Reinbek bei Hamburg 2001, S. 13.

21 Werner Busch, Peter Schmoock (Hrsg.): Kunst. Die Geschichte ihrer Funktionen, Weinheim 1987, S. 6.

Abbildung 9: Das Innere einer Niere, aus Andreae Vesalii Bruxellensis, Scholae Medicorum Patauinae Professoris, De humani corporis fabrica libri septem, Basel 1543, S. 515; vgl. http://posner.library.cmu.edu/Posner/books/pages.cgi? call=611_V57A&layout=vol0/part0/copy0 (12.12.2024).

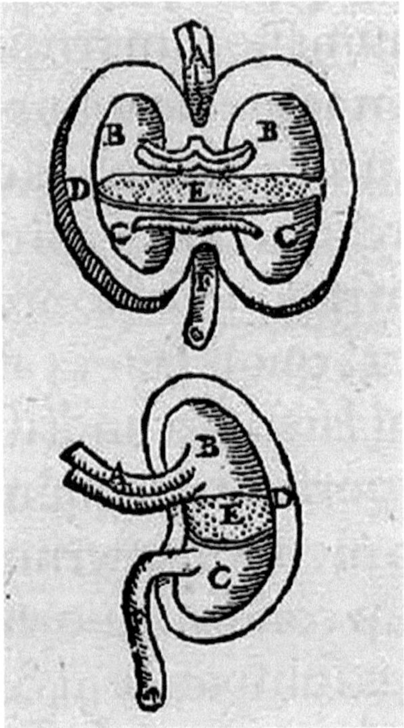

Wahrnehmungsweisen artikulieren sich in Bildern, die wiederum bestimmten Bedürfnissen und Zwecken folgen.[22]

Die Wissenschaftsillustratorin Cordula Hesselbarth sagt, dass die Anschauung, nicht die Interpretation, zentral sei für die Visualisierung. Bilder böten „neben dem rationalen Erkenntnisvorgang eine eigenständige Kognitionsform, eine Art sinnlicher Erkenntnis". Nach Hesselbarth sollte die „zeitgemäße Wissenschaftsillustration [...] mehr sein als das reine Abbild", sie sollte „Unsichtbares sichtbar machen"[23] Im Zusammenhang der Nieren in Bildern lässt sich hier die

22 Vgl. ebd., S. 553 ff.

23 Cordula Hesselbarth: Wissenschaftsillustration und Theorie sinnlicher Erkenntnis – Teil II | w/k – Zwischen Wissenschaft & Kunst; vgl. https://www3.hhu.de/wuk/cordula-hesselbarth-teil-ii/; vgl. auch https://www.welt.de/regionales/bayern/article163794919/Wenn-ein-Querschnitt-durchs-Gewebe-zur-Kunst-wird.html oder https://www.aerzteblatt.de/archiv/160899/Veit-Krenn-Eine-Kunst-von-wissenschaftlicher-Schoenheit (12.12.2024).

Zeichnung eines Nephrons präsentieren, eines der etwa zwei Millionen filigranen Röhrchen der Nieren, die jede Minute gut einen Liter Blut filtern und entgiften.[24]

Bei Nieren in Bildern handelt es sich kulturgeschichtlich betrachtet um „symbolische Formen“.[25] Sie repräsentieren den Wissensstand sowie dessen Bedeutung und vermitteln ästhetische sowie medizinische Ansichten und Systeme, ohne den Verweischarakter oder den Wirklichkeitsbezug zu vernachlässigen. Bilder fordern Beschreibungen und Interpretationen heraus. Faszination und Stimmung eines Bildes in Worte zu fassen, kann Prioritäten bei der Betrachtung aktualisieren oder Nebensächlichkeiten favorisieren. Ein Bild kann mehr als eine schriftliche evidenzbasierte Erläuterung implizieren. Die Auseinandersetzung zwischen richtigen oder falschen Proportionen, zwischen naturalistischen oder abstrakten, sogenannten primitiven oder perspektivischen Darstellungen ist bis heute ein Thema in Kunst und Kultur. Wieviel forschende und künstlerische Freiheit wird den Abbildungen jeweils zugestanden?

Von dem deutsch-französischen Künstler Hans Arp (1886–1966) gibt es einen kleinen Holzschnitt mit dem Titel „Ultimistisch“, eine Originalgrafik von 1965, die heute noch erhältlich ist. Erkennen lässt sich fürs Erste eine einfache schwarze symbolische Form auf gelbem Hintergrund, von der gesagt wird, dass sie aufgrund ihrer „sanften Rundungen einem embryonalen Körper nicht unähnlich“[26] sei. Würde der Holzschnitt jedoch in diesem von mir gewählten Kontext präsentiert, erschiene er ohne Weiteres als nuanciert abstrahierte Niere.

Zahlreiche Versinnbildlichungen finden sich auch im größten Online-Warenhaus: Manschettenknöpfe mit Nierenmotiv oder in Nierenform, ebenso Ohrringe und Schlüsselanhänger. Die Palette des Malers ist manchmal nierenförmig, nicht zu vergessen wäre der berühmte Nierentisch[27] aus den 1950er Jahren.

Das Bild zeigt, die Niere kann viel bedeuten. Ein Aquarell oder ein Holzschnitt, die in unterschiedlichen Darstellungstechniken Vorstellungen von Nieren zum Ausdruck bringen, eine abstrakte Form, die wie eine Niere aussieht, aber nie als solche gemeint oder intendiert war, oder eine kleine, vielleicht sogar aufklappbare Skulptur auf dem Tisch der nephrologischen Ambulanz. Anders eine Ultraschallaufnahme, sie gilt als ein direktes Abbild, kann aber nicht alles zeigen und ist von Störungen beeinflusst. Eine Zyste in der Niere erscheint als schwarzer Fleck und nicht als faustgroßer, flüssigkeitsgefüllter Hohlraum oder „Ballon“. Die Minikamera bei der Darmspiegelung liefert bewegte Bilder, authentische Aufnahmen, die direkt medizinisch relevanten Aufschluss geben. Die palästinensisch-briti-

---

24 (ang) in Bezug auf einen Vortrag von Tobias B. Huber, zit. nach https://www.gesund heitsakademie-uke.de/das-geht-an-die-nieren/(23.12.2019).

25 Vgl. Ernst Cassirer: Philosophie der symbolischen Formen, 1923, Darmstadt 1994, S. 42 f.

26 Vgl. https://www.originalgrafik.de/Hans-Jean-Arp-Original-Holzschnitt-Ultimistisch-1965-Druckgrafik::2148:301.html (19.08.2020).

27 Vgl. https://de.wikipedia.org/wiki/Nierentisch (12.12.2024).

sche Künstlerin Mona Hatoum (geb. 1952) projizierte eine ähnliche Aufnahme ihres Körperinneren auf einen Teller mit Besteck auf einem Tisch.[28]

Abbildung 10: Zyste in der Niere: Sonografie 2001.

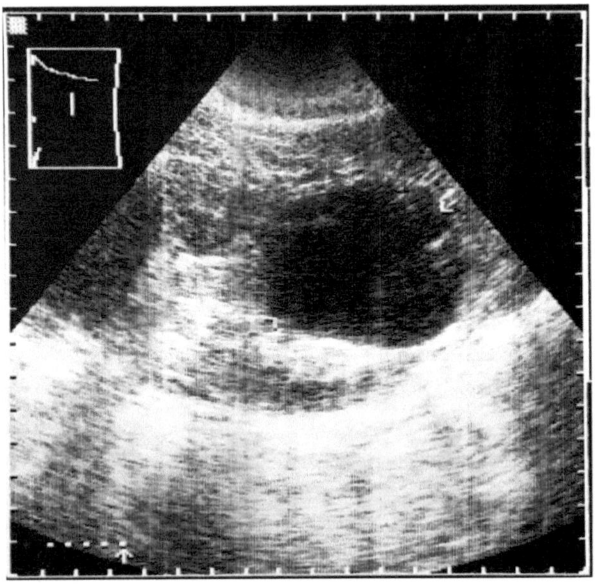

Das ist die Niere, können das Assistenzpersonal und die Chirurgin oder der Chirurg sagen, wenn sie das Transplantat in der Kühltasche erhalten, vorbereiten und dann transplantieren. Nur hier liegt die reale Niere vor, im Bild wird zwar versucht, ihre Abwesenheit so präzise und deutlich wie möglich zu vergegenwärtigen. Darin liegt die Macht der Bilder und des Zeigens,[29] die manchmal etwas Magisches erhalten können, das auf der Identifizierung des Bildes mit dem abgebildeten Gebilde beruht.

Bilder sind ein „wahrnehmungsnahes"[30] Kommunikationsmittel, obwohl es bei der aktuellen „Bilderflut" so aussieht, als ob das Medium sich selbst seiner Möglichkeiten beraubt. Im Überfluss verringert sich die Beachtung einzelner Bilder.

---

28 Vgl. https://www.hamburger-kunsthalle.de/bouncing-raumaufnahmen (12.12.2024 nicht mehr verfügbar).

29 Vgl. Gottfried Boehm: Wie Bilder Sinn erzeugen. Die Macht des Zeigens, Berlin 2007, S. 39.

30 Vgl. Klaus Sachs-Hombach: Das Bild als kommunikatives Medium, Köln 2003, S. 73.

Die Organspende

Wohltätig, verpflichtend, heroisch oder human?

Organspende: Pervertierung der Begriffe „Spende/spenden" in der Transplantationsmedizin. So stand es 1997, vor fast 30 Jahren, auf der Liste der sogenannten „Sprachkritischen Aktion: UNWORT DES JAHRES".[1] Ist das heute noch vorstellbar, wo es weniger um die Organspende als solche geht, sondern mehr um die Disposition hinsichtlich Widerspruchs- oder Zustimmungslösung? Und handelt es sich, wie behauptet, bei dem zusammengesetzten Substantiv tatsächlich um eine Verfälschung und Verdrehung dessen, was „Spende" bedeutet?

Im *Deutschen Wörterbuch* von Jacob Grimm und Wilhelm Grimm wird die Spende als unentgeltliche Darreichung bestimmt. Sie entspreche der Aus- oder Verteilung von Almosen im Sinne der Kirche und sei den armen Leuten in regelmäßiger Form zugedacht.[2] Der Duden hält als Bedeutung von „Spende" fest: „etwas, was zur Hilfe, Unterstützung, Förderung einer Sache oder Person gegeben wird, beitragen soll." Als Beispiele werden große oder kleine Spenden für wohltätige Zwecke genannt, auch Spenden an Geld, Kleidung, Medikamenten, Lebensmitteln.[3] Die Website „Der deutsche Wortschatz von 1600 bis heute" definiert „Spende" als „etwas freiwillig Gegebenes, das für einen guten Zweck, zur Hilfe für andere bestimmt ist".[4] Ein Almosen wird als „milde Gabe" oder als kleine, oft abwertend gedachte Spende verstanden.[5] Dagegen ist eine Spende nach § 525 BGB rechtlich einer Schenkung im Sinn der unentgeltlichen Zuwendung vergleichbar.

Aufgrund rückläufiger Zahlen von Organspenden sagte der damalige Bundesgesundheitsminister Karl Lauterbach im Januar 2023, die gesetzlichen Grundlagen müssten überprüft werden. Die 2020 beschlossene Zustimmungslösung sei erneut zu diskutieren gegenüber der Widerspruchslösung, die annimmt, dass alle Menschen, die nicht direkt widersprechen, bereit seien, ihre Organe zu spenden. „Das sind wir denjenigen schuldig, die vergeblich auf Organspenden warten", sagte Lauterbach.[6] Laut der Autorin der Welt, Judith Mischke, ist dieser Dis-

---

1 Unwörter des Jahres 1991–1999: vgl. https://web.archive.org/web/20160325172140/http://www.unwortdesjahres.net/index.php?id=33 (31.01.2023).

2 Vgl. https://woerterbuchnetz.de/?sigle=DWB#1 (31.01.2023).

3 Vgl. https://www.duden.de/rechtschreibung/Spende (31.01.2023).

4 Vgl. https://www.dwds.de/wb/Spende (31.01.2023).

5 Vgl. https://www.dwds.de/wb/Almosen (06.02.2023).

6 Vgl. https://www.tagesschau.de/inland/lauterbach-organspendereform-101.html (06.02.2023).

kussionsvorschlag ein „übergriffiger Plan, der von Freiwilligkeit wenig übrig" lasse. Der Staat könne nicht über ihre Körperorgane verfügen.[7] Stand das aber tatsächlich zur Diskussion?

In einem Essay unter dem Titel „Organspende – Tödliches Dilemma oder ethische Pflicht?" von Anna Bergmann in „Aus Politik und Zeitgeschichte" der *Bundeszentrale für politische Bildung* heißt es 2011: „Egal, welchen moralisch hohen und pietätvollen Anstrich die Transplantationsmedizin sich zu geben vermag: Unsere ethischen Normen im Umgang mit Sterbenden und Toten, die Prämissen der medizinischen Ethik und schließlich das Tötungsverbot werden durch das Prozedere der Organgewinnung über Bord geworfen. Eine ethische Verpflichtung zur Organspende kann es daher nicht geben."[8] Wer hat aber von einer „Verpflichtung" gesprochen? Bergmann bezweifelt die christliche Sicht der Organspende als Nächstenliebe und bezeichnet die Transplantationsmedizin als Tabubruch gegenüber der Totenpflege und der Pietät.

In ihrem Text „‚Hey big Spender!' Organspende zwischen Biopolitik und Popkultur" im Onlinejournal Kultur & Geschlecht fragt Mona Motakef 2010: „Was bedeutet eigentlich eine Organspende? Und aus welchem Grund wird Organspende beworben?"[9] Ihre Antwort findet im Rahmen der Einordnung der Organspende als spezifische kulturelle Gabe statt, und die Werbung für die Organspende sieht sie im Zusammenhang mit der Ermöglichung einer positiven Assoziation im Sinn von „Organspende heißt Leben retten". Motakefs Kritik daran lautet, dass die Organspende heroisiert und damit die Ambivalenz der Organtransplantation zwischen Fluch und Segen ausgeklammert werde. Die Organspende dürfe nicht allein in der Fachwelt diskutiert werden, sondern solle, weil der ständige „Mangel an Organspenden" die Existenz der Menschen und die Verfügbarkeit ihrer Körper berühre, öffentlich und politisch besprochen werden. Diese Forderung wurde meines Erachtens in den letzten zehn Jahren erfüllt.

Die Organtransplantation, der Organempfang aufgrund einer Organspende, ließe sich, bei gelingendem und langjährigem Erfolg, als Aneignung par excellence bezeichnen. Sie ist aber keine „kulturelle Aneignung", auch wenn der Körper, Körperteile oder Organe oft symbolischen Charakter annehmen. Die „kulturelle Aneignung" in dem heute gängigen Sinn der dominanten Vereinnahmung fremder oder anderer Praktiken unterscheidet sich von der Organtransplantation, weil Organe als solche weder zu Stereotypen verfremdet noch zur Ware werden können.

---

7 Vgl. https://www.welt.de/politik/deutschland/plus243280369/Organspende-Alle-Buerger-Organspender-Meine-Organe-gehen-den-Staat-nichts-an.html (06.02.2023).

8 Vgl. https://www.bpb.de/shop/zeitschriften/apuz/33313/organspende-toedliches-dilemma-oder-ethische-pflicht-essay/?p=all#footnote-target-1 (06.02.2023).

9 Vgl. https://kulturundgeschlecht.blogs.ruhr-uni-bochum.de/wp-content/uploads/2015/08/Motakef_HeyBigSpender.pdf (06.02.2023).

Der französische Philosoph Jean-Luc Nancy (1940–2021) bekam knapp über fünfzigjährig ein Herz transplantiert und lebte rund 30 Jahre mit dem fremden Herzen. Sein 1999 erschienener Text darüber trägt den Titel „Der Eindringling" (L'intrus).[10] „Um leben zu können, musste ich das Herz eines anderen erhalten." Weil sein „eigenes" Herz ihn im Stich ließ, fragt sich Nancy, ob nun das transplantierte Organ auch sein „eigenes" sei oder ein fremdes, zum Beispiel das einer „schwarzen Frau".[11] Er schreibt: „Zunächst einmal erscheint die Verpflanzung als eine restitutio ad integrum. [‚Wiederherstellung des Unversehrten' C.M.] Man hat ein schlagendes Herz gefunden. Ziemlich schnell löst sich die zweifelhafte Symbolik einer Gabe des anderen auf, einer geheimen, gespenstischen Komplizität oder Intimität, die den anderen mit mir verbindet. [...] Es gibt bereits eine Geschichte der Darstellungen der Verpflanzung. Um zur Organspende anzuhalten, hat man die Solidarität, ja die Brüderlichkeit, stark betont, die zwischen ‚Spendern' und Empfängern vorherrschen sollte. Keiner kann daran zweifeln, dass die Spende von Organen zur elementaren Pflicht der Menschheit und der Menschlichkeit geworden ist, und dass sie die Möglichkeit einer Vernetzung aller schafft, die, sieht man von der Unvereinbarkeit zwischen Blutgruppen ab, keine Grenzen kennt – keine sexuellen und ethnischen Grenzen."[12] Es gilt zu beachten, dass Nancy nicht *über* Organspende und Transplantation spricht, sondern aufgrund seiner Erfahrungen vom Umgang und der Symbolisierung berichtet.[13]

Für Werbekampagnen ist das Herz-Symbol die dominierende Leitfigur, nicht nur für die Organspende, sondern für die Spende insgesamt – siehe „Ein Herz für Kinder". Das rote, leuchtende Herz-Symbol bietet eine umfassende intensive Identifizierung.

2022 wurde die Organspende briefmarkenwürdig. In einer Millionenauflage erschien ein 85-Cent-Postwertzeichen. Im Kommentar zur Darstellung mit dem Herzsymbol und zwei verschiedenen sich in Rot und Gelb überkreuzenden Händen heißt es, dass es wichtig sei, „dass man sich bereits zu Lebzeiten mit der Frage der eigenen Spendenbereitschaft befasst und für sich eine Entscheidung trifft, sei es für oder gegen eine Organspende".

Die Zeitschrift DIATRA 3/2022 hat nach einem Kreativwettbewerb unter dem Motto „Spenden kann Jede:r! Lasst uns darüber reden!" zusammen mit der Deutschen Transplantationsgesellschaft (DTG) ein neues Symbol für die Organ- und Gewebespende prämiert. Die linke Figur ist rot konturiert, die rechte dunkelblau. Diese ist ein wenig größer. Überzeugend und fein hat die Gestalterin Miriam Pujiula Buhl aus Braunschweig die Spendenhand in derselben Farbe wie die Um-

---

10 Jean-Luc Nancy: Der Eindringling. Das fremde Herz, Berlin 2000.
11 Ebd., S. 11.
12 Ebd., S. 31.
13 Vgl. https://www.stern.de/gesundheit/organspende–die-letzte-gabe-eines-menschen–der-keine-chance-mehr-hatte-8698856.html (10.02.2023).

rissfigur der empfangenden Figur dargestellt. Dies ist markiert durch den rosaroten Pfeil, der von der roten spendenden Figur in geschwungener, dynamischer Herzform zur anderen reicht. Wird angenommen, dass die rote kleinere Figur eher weiblich erscheint gegenüber der dunkleren größeren Figur, die männlicher wirkt, entspräche dies dem realen Hintergrund, dass 70 Prozent der Frauen spenden gegenüber 30 Prozent der Männer.

Bei der Bereitschaft zur Organspende lässt sich eine weitere Diskrepanz feststellen. Während bei Umfragen 40 Prozent angeben, diese dokumentiert zu haben, ist aufgrund der Angaben der Intensivstationen diese Prozentzahl um mehr als die Hälfte geringer, nach Aussage von Axel Rahmel von der Deutschen Stiftung Organtransplantation in einem Bericht der *Frankfurter Allgemeinen Zeitung*.[14] Hier findet sich auch die Bemerkung der Medizinethikerin Silke Schicktanz, dass sozialer Druck oder moralische Argumente bei der Werbung für Organspenden nicht zielführend seien, sogar eher kontraproduktiv, weil sie unentschlossene Personen eher von einer Zustimmung abhalten würden. Es kann sich vielleicht als aufklärender Vorzug erweisen, eine Spende von einem Geschenk zu unterscheiden. Denn etwas allein Nützliches zu schenken, gilt in der Regel als unpassend. Eine Spende ist jedoch meistens mit einer ethischen Absicht verbunden und verfolgt einen zielgerichteten Zweck, zum Beispiel zu unterstützen, zu helfen oder Leben zu retten.[15]

1997 wurde versucht, die Organspende als „Unwort des Jahres" zu diskreditieren und ihr paradoxerweise – denn die Negation eines Wortes wäre kein Wort – eine „im metaphorischen Sinn pejorative, inhumane Bedeutung"[16] zu geben, was im *Juraforum Lexikon* nachzulesen ist. Heute findet die Vielzahl von Stimmen und Perspektiven (der gesunden wie der kranken Menschen), die spenden, mehr Beachtung. Es ist nicht deutlich, welche Instanz sich für eine Bewertung allein zuständig erklären könnte. Auch gesetzliche Regelungen sind pragmatische Kompromisse, keine unveränderlichen Lösungen. Sie zeigen Möglichkeiten, Ambivalentes, Fließendes; der begründete humane Umgang ist entscheidend.

---

14 Vgl. Hinnerk Feldwisch-Drentrup: Gefragte Organe, Frankfurter Allgemeine Zeitung Nr. 27, 01.02.2023, S. N1.

15 Vgl. Iris Därmann: Theorien der Gabe, Hamburg 2010, S. 20; vgl. https://www.faz.net/podcasts/wie-erklaere-ich-s-meinem-kind/was-spenden-vom-schenken-und-sponsern-unterscheidet-16279942.html (10.02.2023).

16 Vgl. https://www.juraforum.de/lexikon/unwort (10.02.2023).

Hirntod, Organspende und Organtransplantation

Zu einer Streitschrift des Philosophen Hans Jonas von 1969

Durch sein 1979 veröffentlichtes, bis heute einflussreiches Buch „Das Prinzip Verantwortung", im Untertitel kurz als „Versuch einer Ethik für die technologische Zivilisation" beschrieben, erlangt Hans Jonas (1903–1993) große Bekanntheit. Darin formuliert er eine neue ökologische Handlungsmaxime, die darauf abzielt, die Bedingungen für das Überleben der Menschheit nicht zu gefährden. Positiv ausgedrückt lautet diese Maxime: „Schließe in deine gegenwärtige Wahl die zukünftige Integrität des Menschen als Mit-Gegenstand deines Wollens ein." Das heißt, dass dieser Imperativ, wie Jonas sagt, auf „eine berechenbare wirkliche *Zukunft* als die unabgeschlossene Dimension unserer Verantwortlichkeit"[1] hinweist.

In diesem Zusammenhang erscheint es interessant, der Argumentation und den Ausführungen in seiner zehn Jahre zuvor erschienenen Streitschrift „Gehirntod und menschliche Organbank. Zur pragmatischen Umdefinierung des Todes"[2] von 1969 zu folgen. Der Aufsatz erschien später in einem Sammelband mit dem Titel „Technik, Medizin und Ethik. Praxis des Prinzips Verantwortung". Es lässt sich dabei fragen, ob das, was Hans Jonas vor gut 50 Jahren darstellte und folgerte, eintraf oder heute anders gesehen wird. Zu dieser Beurteilung eignen sich dann auch ein Blick in die Stellungnahme des Deutschen Ethikrates zu „Hirntod und Entscheidung zur Organspende"[3] von 2015 oder eine aktuelle Streitschrift von Dieter Birnbacher und Sigrid Graumann „Organspende?"[4] von 2023.

Hans Jonas äußerte sich zur Hirntod-Definition der Kommission der Harvard Medical School von 1968 zuerst nur nebenbei in einem Vortrag mit dem Titel „Im Dienste des medizinischen Fortschritts: Über Versuche an menschlichen Subjek-

1 Ebd., S. 38.

2 Hans Jonas: Gehirntod und menschliche Organbank. Zur pragmatischen Umdefinierung des Todes, in: Ders.: Technik, Medizin und Ethik. Praxis des Prinzips Verantwortung, Frankfurt a. M. 1987, S. 219–241.

3 Deutscher Ethikrat (Hrsg.): Hirntod und Entscheidung zur Organspende, Stellungnahme, Berlin 2015

4 Dieter Birnbacher, Sigrid Graumann: Organspende?. Herausgegeben von Lea Mara Eßer, Frankfurt a. M. 2023.

ten".[5] Die dazwischengeschobene kritische Äußerung Jonas' erregte Aufsehen. Er sagte, dass „der Gebrauch der Harvard-Definition" – der Hirntod bestimmt als irreversibles Koma – „seinerseits definiert werden muss, und zwar in einem restriktiven Sinn", damit Missbrauch ausgeschlossen werden könne. Da wir die „Grenze zwischen Leben und Tod" nicht genau kennen würden, sei es nach seinem „Laienurteil", wie er betont, nicht zulässig, zum Beispiel durch die Lungenmaschine den „Körper als Organbank" zu erhalten, sondern es seien nach dem Hirntod „erhaltende Interventionen abzubrechen und den Dingen ihren Lauf zu lassen". Jonas sagte: „Ich würde wünschen, wenn ich unbedingt ein Transplantat benötige, dass der Patient nebenan einer Definition des Todes zugestimmt hätte, nach der seine Organe im frischesten Zustand für mich verfügbar würden."[6] Aber solche Wünsche hätten „einen unendlichen offenen Horizont". Und Jonas legte fest: „An der Grenze zwischen der gemeinsamen, mit anderen geteilten, Außenwelt und dem ureigenen Leibesinneren, an unserer Haut, macht *jedes* öffentliche Recht halt. So wie niemand, weder der Staat noch der notleidende Nächste, ein Anrecht auf eine Niere von mir hat; und so wenig, wie die Organe des im irreversiblen Koma Liegenden gesetzlich zur Rettung anderer requirierbar sind, so wenig hat das öffentliche Interesse oder Gemeinwohl ein Recht an meinem Stoffwechsel, meiner Zirkulation, inneren Sekretion, Neuroaktivität oder irgendetwas von meinem innerleiblichen Geschehen."[7] Aufgrund dieser Position kam Jonas mit Medizinern und Transplantationschirurgen ins Gespräch und arbeitete darauf seine Zwischenbemerkung zu einem Aufsatz aus, um „die befürchteten Folgen anschaulicher zu machen".[8]

Hans Jonas präzisierte im Wesentlichen seine Stellungnahme zur Hirntod-Definition wie folgt: „Beim irreversiblen Koma, wie die Harvard-Gruppe es definierte, ist der springende Punkt natürlich genau der, dass es ein Zustand ist, der die Reaktivierung irgendeines Gehirnteils in *jedem* Sinn ausschließt. Das Gehirn, so müssen wir dann sagen, ist tot. Wir haben dann einen ‚Organismus als Ganzen' minus Gehirn, der in einem Zustand partiellen Lebens erhalten wird, solange die Lungenmaschine und andere Hilfsmittel am Werke sind. Und hier ist meinem Dafürhalten nach die richtige Frage nicht: Ist der Patient gestorben?, sondern: Was soll mit ihm – immer noch ein Patient – geschehen? *Diese* Frage nun kann gewiss nicht durch eine Definition des Todes, sondern muss mit einer ‚Definition' des Menschen und dessen, was ein menschliches Leben ist, beantwortet

---

5 Hans Jonas: Im Dienste des medizinischen Fortschritts: Über Versuche an menschlichen Subjekten, in: Ders.: Technik, Medizin und Ethik. Praxis des Prinzips Verantwortung, Frankfurt a. M. 1987, S. 109–145.

6 Ebd., S. 130.

7 Ebd., S. 126.

8 Hans Jonas: Gehirntod und menschliche Organbank. Zur pragmatischen Umdefinierung des Todes, in: Ders.: Technik, Medizin und Ethik. Praxis des Prinzips Verantwortung, Frankfurt a. M. 1987, S. 222 f.

werden."[9] Für Jonas steht fest, dass der Körper in diesem Zustand nicht zum „Bereich bloßer Dinge" gehöre, man könne über ihn nicht einfach im Sinn einer „Bank für lebensfrische Organe" verfügen, weil es „Grund zum *Zweifel*" gebe, „dass selbst ohne Gehirnfunktion der atmende Patient vollständig tot ist".[10] Jonas sah seine Position im Rahmen des zeitgenössischen Umgangs der technologischen Zivilisation: „Die Verantwortung wertbeladener Entscheidung wird ersetzt durch die Mechanik wertfreier Routine."[11] Jonas wurde damit zu einer der Leitfiguren derjenigen, die den Hirntod als Todeskriterium ablehnen und die Organtransplantation in Frage stellen.[12]

In einem Postskriptum 1976 bemerkte Jonas, dass seine Vorhersagen reale Formen annähmen, und in einer Anmerkung 1985 notierte er: „Doch im Prinzip ist die Schlacht verloren."[13] Seine Warnungen seien vergeblich gewesen. Dagegen schreibt sein Biograf Jürgen Nielsen-Sikora 2017, Jonas' Thesen hätten nichts an Brisanz verloren, denn er sei der Erste gewesen, „der die moralischen Konsequenzen der Organentnahme zu Ende gedacht hat".[14] Eine „Aufklärung über die Praxis der Organspende" habe bis heute nicht stattgefunden, denn „wirklich tot" seien die Spender nach dem Kriterium des „irreversiblen Komas"[15] nicht.

Ende der 1960er- und Anfang der 1970er-Jahre war die Organtransplantation als medizinisches Verfahren kaum geregelt.[16] Ein Transplantationsgesetz gibt es in Deutschland seit 1997. Die enorme zeitliche Entwicklung und Veränderung gilt es zu berücksichtigen, wenn nun die Frage differenziert gestellt wird, in welcher Perspektive Hans Jonas' Stellungnahme von vor gut 50 Jahren heute zu beurteilen ist. Die „Stellungnahme des Deutschen Ethikrates. Hirntod und Entscheidung zur Organspende" von 2015 beginnt damit, dass festgestellt wird: „Die Hirntodkonzeption liegt der im Transplantationsgesetz geregelten postmortalen Organspende in Deutschland zugrunde. Mit der intensivmedizinisch ermöglichten zeitlichen Entkopplung des Hirntodes vom Erlöschen der Funktionen anderer Organe und Gewebe sind jedoch für viele Menschen Zweifel an der Hirntodkonzeption verbunden; sie begleiten die Transplantationsmedizin seit der ersten Herzverpflanzung 1967 und sind auch 15 Jahre nach Inkrafttreten des deutschen Transplantationsgesetzes nicht verstummt."[17] Die Stellungnahme ist

---

9 Ebd., S. 229.
10 Ebd., S. 233.
11 Ebd., S. 235.
12 Vgl. Uwe Körner: Hirntod und Organspende, Dortmund 1994, S. 43.
13 Ebd., S. 238.
14 Jürgen Nielsen-Sikora: Hans Jonas. Für Freiheit und Verantwortung, Darmstadt 2017, S. 202 f.
15 Ebd.
16 Vgl. Uwe Körner: Hirntod und Organspende, Dortmund 1994, S. 4.
17 Deutscher Ethikrat (Hrsg.): Hirntod und Entscheidung zur Organspende. Stellungnahme, Berlin 2015, S. 9 f.

eine fast zweihundertseitige, sowohl medizinisch, philosophisch, rechtlich als auch kommunikationstheoretisch fundierte und differenzierte Darstellung.[18]

Das Problem der Hirntoddiagnostik im Kontext der Organtransplantation besteht im Zeitpunkt, wann therapeutische, patientenorientierte Maßnahmen in spenderzentrierte, organprotektive übergehen. Das ist unproblematisch, „wenn der Betroffene selbst ausdrücklich in derartige Maßnahmen eingewilligt hat“ oder „einer dritten Person diese Sachentscheidung überantwortet hat“.[19] Nach der Mehrheit des Deutschen Ethikrates muss zwischen „Leben und Tod“ entschieden werden, auch wenn man „einen dritten Status“[20] – Jonas sprach von einem „Restzustand des Lebens“[21] – zwischen dem Eintreten des Hirntodes und dem Erlöschen sämtlicher Organfunktionen annimmt, denn dem Transplantationsgesetz liegt die „Tote-Spender-Regel“ (Dead-Donor-Rule) zugrunde. Diese Regel besagt, dass nur von Toten lebenswichtige Organe entnommen werden dürfen. In einem Sondervotum von drei Mitgliedern wird explizit der – auch von Jonas erhobene – Verdacht zurückgewiesen, dass „die intensivmedizinische Aufrechterhaltung der Vitalfunktionen im Umfeld der Hirntoddiagnostik [...] den Versterbenden [instrumentalisiere]“.[22] Dies habe nichts mit der klinischen Praxis der Intensivstationen zu tun. „Der ärztliche Behandlungsauftrag konzentriert sich auf das Wohl des Patienten und nicht auf eine theoretische Möglichkeit der Organspende.“[23]

Der Hirntod, der Ausfall sämtlicher, nicht ersetzbarer Hirnfunktionen, stellt nach der Mehrheit des Ethikrates, das heißt von 18 Mitgliedern, ein „sicheres Zeichen für den Tod des Menschen“ dar. Das angemessene Vorgehen in dieser Situation erfordere nicht allein naturwissenschaftliche und medizinische Expertise, sondern auch ethische Reflexion. Es gebe kulturgeschichtlich betrachtet eine erhebliche Bandbreite von Todesverständnissen. Für eine Minderheit des Ethikrates, das heißt von sieben Mitgliedern, ist der Hirntod kein Kriterium für den Tod. Im Unterschied zu Hans Jonas' Argumentation hält sie aber – ohne auf den Widerspruch einzugehen – die „Entnahme lebenswichtiger Organe bei Menschen mit irreversiblem Ganzhirnversagen unter bestimmten Voraussetzungen für ethisch wie verfassungsrechtlich legitim“.[24]

---

18 Vgl. https://www.ethikrat.org/fileadmin/Publikationen/Stellungnahmen/deutsch/stellungnahme-hirntod-und-entscheidung-zur-organspende.pdf (12.12.2024).

19 Ebd., S. 42.

20 Ebd., S. 104.

21 Hans Jonas: Gehirntod und menschliche Organbank. Zur pragmatischen Umdefinierung des Todes, in: Ders.: Technik, Medizin und Ethik. Praxis des Prinzips Verantwortung, Frankfurt a. M. 1987, S. 233.

22 Deutscher Ethikrat (Hrsg.): Hirntod und Entscheidung zur Organspende. Stellungnahme, Berlin 2015, S. 173.

23 Ebd., S. 175.

24 Ebd., S. 97.

Die detaillierten und transparenten Darstellungen des Ethikrates können in Jonas' prinzipiellem Sinn als verantwortungsvoller Umgang mit dem Thema trotz bestehender Ungewissheiten charakterisiert werden. Das gilt weniger für die aktuelle Streitschrift „Organspende? Dieter Birnbacher contra Sigrid Graumann" von 2023. Hier werden die Standpunkte ohne Bezug gegenübergestellt – beide, Autor und Autorin, sind seit Jahren in der bioethischen Debatte mit konträren Ansichten aktiv, die sich in ihrer Vehemenz manchmal angleichen. Birnbacher vertritt die pointierte These, dass die Bereitschaft zur Organspende „nicht nur eine löbliche und wünschenswerte Handlung, sondern nicht weniger als eine moralische Verpflichtung ist".[25] Birnbacher begründet seine Position mit dem Prinzip der Solidarität. Er betont den Unterschied zwischen der „Pflicht zur Bereitschaft zur Organspende" und dem „Recht auf Organe", das er ablehnt, das heißt ein „Organspendezwang"[26] ist ausgeschlossen, was in einer Demokratie selbstverständlich zutrifft. Birnbacher spricht von Organspende als „Chance". Sigrid Graumann notiert, dass sie die Organspende nicht grundsätzlich ablehne, sieht aber, getrennt von individuellen Interessen, allgemein ethische Probleme in der ihrer Meinung nach zweifelhaften Hirntoddefinition, in einem Menschenbild, das den Körper als eine „Art Ersatzteillager" begreife, und in dem moralischen Druck, der auf Spenderinnen und Spender ausgeübt werde.[27] Da in der Transplantationsmedizin Spenderorgane „mehr oder weniger als gewöhnliche therapeutische Ressource behandelt" würden, entstehe der Eindruck, dass eine „einfache Lösung"[28] möglich sei, ohne widersprüchliche ethische Probleme.

Es wurden hier nur einige Aspekte einer komplexen, fortlaufenden Diskussion zu „Hirntod, Organspende und Organtransplantation" referiert. Nach Hans Jonas können Kontrollen und Regelungen die Probleme „mildern, aber nicht beseitigen". Es bleibt eine offene Frage, ob Jonas' aufsehenerregender Warnruf („Organbank") zur Differenzierung der Debatte führte oder nicht eher die konkrete Arzt-Patient-Beziehung die medizinischen Möglichkeiten relativiert. In gewisser Weise erinnerte auch Jonas daran: „Wir müssen mit der Zweideutigkeit alles Menschlichen leben."[29]

---

25 Dieter Birnbacher: Organspende – eine Sache der Moral, in: Lea Mara Eßer: Organspende?, Frankfurt a. M. 2023, S. 13.

26 Ebd., S. 43 ff.

27 Sigrid Graumann: Leben durch den Tod, in: Lea Mara Eßer: Organspende?, Frankfurt a. M. 2023, S. 59 ff.

28 Ebd., S. 90 ff.

29 Hans Jonas: Im Dienste des medizinischen Fortschritts: Über Versuche an menschlichen Subjekten, in: Ders.: Technik, Medizin und Ethik. Praxis des Prinzips Verantwortung, Frankfurt a. M. 1987, S. 132.

Wir sind alle Kannibalen

Lassen sich Organtransplantationen mit „therapeutischem Kannibalismus" vergleichen?

Am 10. Oktober 1993 veröffentlichte die bekannte italienische Tageszeitung *La Repubblica* einen Essay des berühmten Ethnologen Claude Lévi-Strauss unter dem Titel *Siamo tutti cannibali.* Unter dem deutschen Titel *Wir sind alle Kannibalen* erschien der Aufsatz postum im gleichnamigen Buch vor zehn Jahren, 2014.[1] War der Titel polemisch oder ernst gemeint? Erscheint es als unheimliche Provokation, wenn Lévi-Strauss am Ende seines Aufsatzes die Organtransplantation als „therapeutischen Kannibalismus" klassifiziert? Wie kommt er dazu?

Claude Lévi-Strauss wurde 1908 geboren. Während des Zweiten Weltkriegs emigrierte er in die USA. Von 1959 bis 1982 war er Professor für Sozialanthropologie am Collège de France in Paris. Er begründete den ethnologischen Strukturalismus, eine Untersuchungsmethode über zwischenmenschliche Beziehungen, Symbole und Mythen. Er unternahm mehrere ethnologische Forschungsreisen, unter anderem nach Brasilien und Bangladesch. Lévi-Strauss veröffentlichte wirkungsmächtige Werke wie „Traurige Tropen" (1955) und „Das wilde Denken" (1962). Zum Zeitpunkt, als er zwischen 1989 und 2000 die Zeitungsessays für *La Repubblica* schrieb, war er über 80 Jahre alt. Der anregende Sammelband mit 16 Essays zu ethnologischen und alltäglichen Themen lässt sich lesen als Einführung in sein Denken, das versucht, wissenschaftliche und mythische Sachverhalte in umfassenden, originellen Zusammenhängen darzustellen, ohne die Unterschiede der jeweiligen Ausgangspunkte auszuklammern. Lévi-Strauss starb 2009, über 100 Jahre alt.

Die europäische Kultur reagiert mit Abscheu auf Kannibalismus (Anthropophagie), dem sie keinerlei kulturellen Anteil beimisst. Lévi-Strauss beginnt seinen Aufsatz *Wir sind alle Kannibalen* mit der Feststellung, dass noch Mitte des 20. Jahrhunderts das Landinnere von Neuguinea unerschlossen war, dort aber fast eine Million Menschen lebten. Als Goldsucher, Missionare und Ethnologen in die Region eindrangen, wurden sie für Geister gehalten. Ein amerikanischer Biologe entdeckte 1956 in Neuguinea eine neue degenerative Krankheit, *Kuru* genannt, was „zittern" bedeutet. Sie wurde später mit der Creutzfeldt-Jakob-Krankheit in Europa identifiziert. Die Ethnologen brachten die *Kuru*-Krankheit mit dem ursprünglichen Kannibalismus der Bevölkerung in Zusammenhang.

1 Claude Lévi-Strauss: Wir sind alle Kannibalen, Frankfurt a. M. 2014.

Lévi-Strauss schreibt: „Den Leichnam bestimmter naher Verwandter zu verzehren, war eine Art und Weise, ihnen Zuneigung und Respekt entgegenzubringen. Man kochte das Fleisch, die Eingeweide, das Hirn; man bereitete die zerstoßenen Knochen mit Gemüse zu. Besonders die Frauen, die für die Zerlegung der Leichen und die anderen kulinarischen Operationen sorgten, kosteten diese makabren Mahlzeiten. Man darf vermuten, dass sie sich ansteckten, indem sie mit infizierten Hirnen hantierten und durch Körperkontakt ihre kleinen Kinder ansteckten. Anscheinend begannen die kannibalischen Praktiken in der Gegend zur gleichen Zeit, zu der hier die *Kuru*-Krankheit auftrat; und seit die Anwesenheit der Weißen dem Kannibalismus ein Ende bereitete, ging die *Kuru*-Krankheit kontinuierlich zurück, sodass sie heute fast ganz verschwunden ist."[2]

Dann wechselt Lévi-Strauss zur Schilderung einer damals um 1990 in Europa verbreiteten Diskussion der Creutzfeldt-Jakob-Krankheit, die infolge von Injektionen mit Hormonen aus der Hypophyse, einer kleinen Drüse an der Basis des Gehirns, bei der Behandlung von Wachstumsstörungen bei Kindern und von weiblicher Unfruchtbarkeit auftrat. Lévi-Strauss sagt, diese Vorfälle bestätigten die Hypothese, dass die *Kuru*-Krankheit ihren Ursprung im Kannibalismus habe. „Zwar beweist ein Fall nicht den anderen, aber zwischen ihnen besteht eine frappierende Analogie."[3] Lévi-Strauss verweist selbst auf die Kritik, dass damit die Unterscheidung zwischen abergläubischem Brauch und wissenschaftlicher Praxis verwischt werden könnte, aber er betont, dass diese Grenze „weniger eindeutig" sei, „als man es sich gerne vorstellt".[4] Auch habe man den Kannibalismus, dessen Realität kein „seriöser Ethnologe" bezweifle, als deren „Erfindung" bezeichnet, da er nirgendwo direkt beobachtet worden sei. Diese Erfindung habe die Funktion, „die Kluft zwischen den Wilden und den Zivilisierten noch weiter zu vertiefen".[5] Das heißt nach Lévi-Strauss, der Kannibalismus „existiert nur in den Augen der Gesellschaften, die ihn verbieten".[6] Damit würden allerdings dessen verschiedene Modalitäten negiert. Lévi-Strauss führt aus: „Der Kannibalismus kann alimentär sein (in Zeiten der Knappheit oder aus Vorliebe für Menschenfleisch); politisch (als Bestrafung der Verbrecher oder aus Rache an den Feinden); magisch (um sich die Kräfte der Verstorbenen anzueignen oder im Gegenteil ihre Seele fernzuhalten); rituell (wenn er zu einem religiösen Kult, einem Totem oder Reifefest gehört oder um für eine erfolgreiche Landwirtschaft zu sorgen). Schließlich kann er therapeutisch sein, wie es zahlreiche Vorschriften in der Medizin der Antike und in einer nicht allzu fernen Vergangenheit sogar in Europa bestätigen. Die Hypophyseninjektion und die Verpflanzung von Gehirnmasse,

2 Ebd., S. 151 f.
3 Ebd., S. 153.
4 Ebd., S. 154.
5 Ebd., S. 158.
6 Ebd., S. 157.

die ich erwähnte, die Organtransplantationen, die heute gängige Praxis geworden sind, fallen unstreitig in die Kategorie."[7] Lévi-Strauss kommt zum Schluss, dass diese „verschiedenartigen Zwecke", nüchtern betrachtet, den Kannibalismus „recht banal" erscheinen ließen. „Teile oder Substanzen vom Körper anderer Menschen in den menschlichen Körper einzuführen"[8] könne als ein Identifizieren mit anderen verstanden werden, was allen Gesellschaften gemeinsam sei.

Es ließe sich mutmaßen, dass einige gegenwärtige Gegnerinnen und Gegner der Organspende und Organtransplantation sich bei Lévi-Strauss' Argumentation missverständlich bedient haben. Die aktuellen Attacken gegen die Medizintechnologie und insbesondere die Transplantation vereinfachen jedoch, während Lévi-Strauss durch seine Frage, was als Kannibalismus gelten könne, die Komplexität erhöht. Die Gegnerinnen und Gegner gehen von einer simplen Gleichsetzung von Kannibalismus und Organtransplantation aus und reduzieren beides auf das übliche Verständnis von Barbarei und Gewalttätigkeit. Über 30 der Schlagzeilen wie „Transplantationsmedizin als wissenschaftlicher Kannibalismus oder Kryptokannibalismus (verborgener Kannibalismus) sowie Organspende als Kannibalismus" finden sich 2017 gesammelt auf einer Website.[9] Lévi-Strauss setzte auf das Prinzip der Ähnlichkeit und auf Modalitäten, nicht auf Gleichsetzung und Differenz. Sein provokant überschriebener Essay *Wir sind alle Kannibalen* – möglicherweise stammt die Titelzeile auch von der Redaktion der Tageszeitung *La Repubblica* – ist weder billige Polemik noch ein Spiegel-Vorhalten. In der verallgemeinernden Einbeziehung des „Wir alle" verdeutlicht Lévi-Strauss in seinen klaren Vergleichen und Deutungen die komplexen kulturgeschichtlichen Sachverhalte und vermeidet die Reduzierung auf ein vereinfachtes Vorgehen oder auf Handlungsanweisungen.

Es bleibt aber das Problem, ob eine solche Umdeutung, eine solche Quasi-Rehabilitierung durch Begriffsausweitung oder eine solche Art Gegenaneignung im Rahmen des präsenten und dominierenden, unbedingten europäischen Gegensatzes von Kultur und Kannibalismus sozusagen einen metaphorisch gedachten „kulturellen Kannibalismus"[10] ermöglicht. Wäre dementsprechend im Zusammenhang mit der Organtransplantation (oder potenziell auch der Xenotransplantation) die Rede vom „therapeutischen Kannibalismus" vertretbar? Ich meine, nein. Die Formulierung ist unangemessen. Therapeutische und medizinische Interventionen erfolgen unter Berücksichtigung ethischer Standards und unterliegen Richtlinien, die sicherstellen, dass Zwangsmaßnahmen und Übergriffe ausgeschlossen werden.

---

7 Ebd., S. 156 f.

8 Ebd., S. 158.

9 Vgl. https://www.organspende-wiki.de/wiki/index.php?title=Kannibalismus (26.03.2024).

10 Melanie Strasser: Kultureller Kannibalismus. Übersetzungen der Anthropophagie, Würzburg 2023.

Kulturgeschichtlich gilt, denke ich, nach wie vor die kulturkritische Aussage von Michel de Montaigne, dass „jeder das Barbarei nennt, was bei ihm ungebräuchlich ist“ (1580).[11] Hinzufügen ließen sich noch die provokativen Aktionen einiger brasilianischer Künstler und Schriftsteller, die 1922 in Anlehnung an die Arbeiten der französischen Surrealisten den Kannibalismus als „kreativen Prozess“[12] für sich in Anspruch nahmen, indem sie damit den Kolonialismus verdammten.

---

11 Michel de Montaigne: Essais, Frankfurt a. M. 1998, S. 111.

12 Karl-Heinz Kohl: Neun Stämme. Das Erbe der Indigenen und die Wurzeln der Moderne, München 2024, S. 26.

Immunität, Immunisierung und Immunsuppression

Benachbarte Begriffe in Medizin, Recht und Literatur

Das Adjektiv „immun“ wurde im 18. Jahrhundert dem lateinischen „immunis“ entlehnt, was „frei“, „unberührt“, „rein“ bedeutet. Das heißt im medizinischen Gebiet „unempfänglich“, „geschützt“, geimpft und immunisiert gegen bestimmte Krankheiten oder Ansteckungen. – Im staatsrechtlichen Bereich benennt die Immunität der Diplomaten und Abgeordneten den Schutz vor Strafverfolgung.

Die Immunologie ist die Wissenschaft, die sich mit den Reaktionen des Organismus bzw. dessen Immunsystems auf das Eindringen körperfremder Substanzen befasst. Durch Immunsuppressiva wird die Immunabwehr bewusst reduziert, deren Eigentätigkeit gedämpft,[1] aber zum „guten Zweck“ der Verhinderung der Abstoßung eines transplantierten Organs. Allen transplantierten Menschen ist klar, dass Immunität nicht mehr erreichbar sein wird, da sie in der Regel täglich morgens und abends mehrere Immunsuppressiva einnehmen. Die Neubildung „Immunisierung“ heißt, zum Beispiel durch Impfung, die künstliche Herbeiführung des Schutzes des Körpers vor Krankheiten und Ansteckung. – Die staatsrechtliche Immunität endet im Übrigen mit dem diplomatischen oder Abgeordneten-Mandat oder dessen parlamentarischer Aufhebung. Sie hat hier auch eine soziale Funktion.[2]

Soweit bekannt – fast unbekannt ist jedoch, dass es auch eine „Immunität der Literatur“[3] gibt, sogar „immune Erzähler“[4] und einen Roman mit dem Titel „Der Immune“.[5] Wie ist das zu verstehen? Was folgt aus dieser Übertragung eines heute vorwiegend medizinischen Begriffs in den literarischen oder kulturgeschichtlichen Zusammenhang?

In seinem 2011 erschienenen Buch „Immunität der Literatur“ zeichnet der Literaturwissenschaftler Johannes Türk detailliert die Kulturgeschichte der Be-

1 Vgl. https://www.apotheken-umschau.de/therapie/therapiearten/immunsuppressive-therapie-unterdrueckung-des-immunsystems-744885.html (29.12.2021).

2 Vgl. Brockhaus Enzyklopädie, Band 10, Mannheim 1989, S. 404–406; vgl. Roberto Espositos: Immunitas. Schutz und Negation des Lebens (TransPositionen), Zürich 2004; vgl. http://stay-in-touch.org/roberto-espositos-immunitas-schutz-und-negation-des-lebens-wiedergelesen/(29.12.2021).

3 Johannes Türk: Die Immunität der Literatur, Frankfurt a. M. 2011.

4 Martin von Koppenfels: Immune Erzähler. Flaubert und die Affektpolitik des modernen Romans, München 2007.

5 Hugo Loetscher: Der Immune, Zürich 1985/1988 (1975).

Abbildung 11: Buchumschlag, Johannes Türk: Die Immunität der Literatur, Frankfurt a. M. 2011.

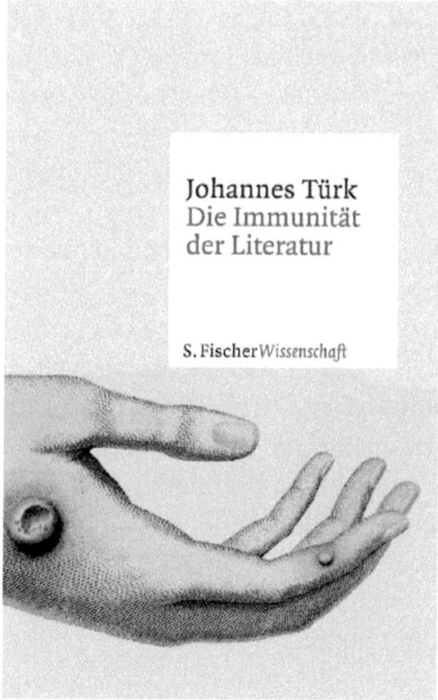

griffsentwicklung und deren Bedeutung nach. Eine erste Umschreibung findet sich in der Antike beim anerkannten Historiker Thukydides: „Am meisten hatten immer noch die Geretteten Mitleid mit den Sterbenden und Leidenden, weil sie alles vorauswussten und selbst nichts mehr zu fürchten hatten; denn zweimal packte es denselben nicht, wenigstens nicht tödlich."[6] Thukydides bezieht sich auf die Pest-Epidemie in Athen im Jahr 430 v. Chr. Durch den zitierten Satz ergibt sich nach Türk erstaunlicherweise, dass „lange bevor das Interesse der Medizin an der Immunität als Resistenz gegen Infektionskrankheiten erwacht, [...] sie in literarischen Texten"[7] thematisiert wird. „Immunität der Literatur" heißt laut Türk, dass Literatur über ihre eigene Darstellung und ihr Wissen nachdenkt und sich dies in der Lektüre durch die Lesenden gewinnbringend nachvollziehen lässt. Aus dem Satz von Thukydides lässt sich schließen, dass nach einer überstandenen Infektion keine zweite nachkommt und dass man aufgrund der eigenen Erfahrung eine Beziehung zu den Betroffenen aufbaut. Literatur bietet, schreibt Türk, „Formen an, durch die es möglich wird, Konflikte und Zumutungen zu

6 Thukydides: Die Geschichte des Peloponnesischen Krieges, zit. nach Johannes Türk: Die Immunität der Literatur, Frankfurt a. M. 2011, S. 10.

7 Johannes Türk: Die Immunität der Literatur, Frankfurt a. M. 2011, S. 10.

provozieren, um einen Schutz gegen sie bereitzustellen".[8] Die Widerstandskraft, die Resilienz, die Immunisierung werden dann verstanden als Prophylaxe, die Immunsuppression jedoch als das Gegenteil, als Anaphylaxe,[9] die aber gegenüber der Abstoßung eines Organs doch als Prophylaxe gilt. Hier trifft ein, was „Präventionsparadox" genannt wird – ist Prävention gelungen, wird sie im Folgenden als überflüssig betrachtet. Genauso kann auch die therapeutische Funktion der Literatur infrage gestellt sein; die Entlastung, die sie von der Realität bietet, wird durch literarische Wiederholung langweilig.

Johannes Türk stellt eindrücklich dar, wie Romane von so unterschiedlichen Schriftstellern wie Jean-Jacques Rousseau oder Marcel Proust einerseits auf „Gefahren der Imagination", die „die Sitten verderben",[10] durchforscht wurden, andererseits ihre soziale Rolle in der „symbolischen Integration der Widersprüche"[11] und der „Beherrschung der Affekte"[12] gesehen wurde. *Der Zauberberg*, Thomas Manns berühmter Roman, ist für Türk das Paradebeispiel für die Beschäftigung „mit immunologischen Phänomenen".[13] Wenn man einen „immunen Ort" findet, zum Beispiel das Sanatorium in der Davoser Berglandschaft, dann ist man nach Thomas Mann „gefeit gegen jedes Klima der Welt".[14] Die Hauptfigur des Romans, Hans Castorp, besucht seinen an Tuberkulose erkrankten Vetter, steckt sich an, wird dann aber auch geheilt.

Die „Immunität der Klassik", nämlich „dass Schiller und Goethe in ihrer gemeinsamen Weimarer Zeit an Figuren der Reinheit, des Schutzes und der Unempfindlichkeit arbeiten",[15] wie Cornelia Zumbusch festhält, geht konform mit der im 18. Jahrhundert beginnenden medizinischen Erprobung der Pockenimpfung. Goethe schildert in „Aus meinem Leben" seine Pockenerkrankung und fügt nachdenklich hinzu, dass man damals der Impfung sehr skeptisch gegenüberstand, obwohl sie von „populären Schriftstellern eindringlich" empfohlen worden sei. Nur wenige Eltern hätten es gewagt, wie Goethe notiert, für ihre Kinder „nach einem Mittel zu greifen, dessen wahrscheinliche Hülfe doch schon durch den Erfolg mannigfaltig bestätigt war".[16] Die Idee der „wahrscheinlichen Hilfe", der medizinischen Prävention, übernimmt Goethe in seine Bücher, in denen literarästhetisch eine „Affektprophylaxe"[17] wirksam werden soll. Schiller, der Goethes

8 Ebd., S. 18
9 Vgl. ebd. S. 239.
10 Ebd., S. 80, S. 90.
11 Ebd., S. 107.
12 Ebd., S. 116.
13 Ebd. S. 193.
14 Thomas Mann: Der Zauberberg, zit. nach ebd.
15 Cornelia Zumbusch: Die Immunität der Klassik, Berlin 2011, S. 10.
16 Zit. nach Johannes Türk: Die Immunität der Literatur, Frankfurt a. M. 2011, S. 64, S. 96; vgl. http://www.zeno.org/Literatur/M/Goethe,+Johann+Wolfgang/Autobiographisches/Aus+meinem+Leben.+Dichtung+und+Wahrheit/Erster+Teil/Erstes+Buch (28.12.2021).
17 Cornelia Zumbusch: Die Immunität der Klassik, Berlin 2011, S. 20.

Ansicht teilt, hat dies im neunten Brief „Über die ästhetische Erziehung des Menschen" wie folgt allgemein für Kunst und Literatur formuliert: „Von allem, was positiv ist und was menschliche Conventionen einführten, ist die Kunst wie die Wissenschaft losgesprochen, und beide erfreuen sich einer absoluten *Immunität* von der Willkür der Menschen. Der politische Gesetzgeber kann ihr Gebiet sperren, aber darin herrschen kann er nicht. Er kann den Wahrheitsfreund ächten, aber die Wahrheit besteht; er kann den Künstler erniedrigen, aber die Kunst kann er nicht verfälschen."[18] Durch die künstlerisch-literarische Darstellung gelingt die „Beherrschung der Affekte", und es wird, wie Türk es ausdrückt, eine „psychische Immunität"[19] erreicht.

Mitte des 19. Jahrhunderts, in dem Immunität zum wissenschaftlichen Begriff wird, wie Türk notiert,[20] findet sich die literarische Version des „emotional immunen Erzählers" bei dem französischen Schriftsteller Gustave Flaubert. Nach Martin von Koppenfels steht ein „immuner Erzähler" seinen Figuren und auch der Leserschaft mit Distanz gegenüber. Er hat sich abgehärtet, sozusagen geimpft, bleibt gegenüber deren Affekten regungslos oder wehrt sie ab. Dieser Erzähler hat einen klinischen Blick, er ist ein unabhängiger, „immuner Beobachter".[21]

Direkt „Der Immune" heißt die Haupt- und Titelfigur des gleichnamigen Romans des Schweizer Schriftstellers Hugo Loetscher, erstmals 1975 erschienen. „Der Immune" ist eher ein Deckname, um nicht aufzufallen und unabhängig zu bleiben, oder als Beobachter und nicht als Beteiligter wahrgenommen zu werden. Der Roman besteht aus vielen verschiedenen Erzählungen, die neben- bzw. nacheinander folgen und am Ende dennoch eine Art Reise- und Lebensbericht bilden. Was die Geschichten zusammenhält, ist die „innere Thematik" des Immunwerdens, das bedeutet, „lernen, in widriger Umgebung zu überleben" und mitzuspielen sowie „von der eigenen Person abzusehen".[22] „Der Immune" wurde in verschiedenen Besprechungen zu einer Autobiografie Loetschers erklärt. Zwar hat der Autor dieser Deutung widersprochen, dennoch gibt er an, „autobiografisches Material" verwendet zu haben. In den „Münchner Poetikvorlesungen" 1988 sagte Hugo Loetscher in Bezug auf die zweite Auflage des „Immunen", die 1985 publiziert wurde: „Inzwischen war ‚immun' nicht mehr ein ausgefallener Begriff, sondern ein Boulevard-Ausdruck geworden. Jedenfalls war einer, der mit seiner Immunität Probleme hatte, nicht mehr ein Sonderling [...]".[23]

---

18 Friedrich Schiller: Über die ästhetische Erziehung des Menschen, in einer Reihe von Briefen, 1795, zit. nach https://www.projekt-gutenberg.org/schiller/aesterz/aesterz2.html (03.12.2021).

19 Johannes Türk: Die Immunität der Literatur, Frankfurt a. M. 2011, S. 116, S. 133.

20 Ebd., S. 138.

21 Martin von Kloppenfels: Immune Erzähler, Flaubert und die Affektpolitik des modernen Romans, München 2007, S. 33.

22 Hugo Loetscher: Der Immune, Zürich 1985/1988, S. 60; vgl. https://www.getabstract.com/de/zusammenfassung/der-immune/7729 (29.12.2021).

23 Hugo Loetscher: Vom Erzählen erzählen. Münchner Poetikvorlesungen, Zürich 1988, S. 76.

Auch wenn „Literatur als Impfstoff",[24] wie eine Rezension zu dem zu Beginn erwähnten Buch von Johannes Türk überschrieben war, selbstverständlich im Vergleich mit der medizinischen Indikation im übertragenen Sinn gelten könnte, wird die inflationäre mediale Verwendung des Begriffs der Immunisierung[25] mit einem Problem konfrontiert. Eine übertriebene Symbolhaftigkeit lenkt in bestimmten Situationen von der Zweckdienlichkeit ab. Die Aussage über eine redundante Grundimmunisierung, die in der Regel die erste Impfung bezeichnet, auf die weitere folgen können, ist ebenso wenig aussagekräftig wie der Hinweis, dass das Immunsystem möglicherweise nicht nur von physischen, sondern auch von psychischen Faktoren beeinflusst werden kann.[26]

Immunität, Immunisierung und Immunantwort wurden in letzter Zeit zu ausgeprägten Leitbegriffen, die mehr und mehr vom rechtlichen und medizinischen in ein literarisches oder journalistisches Blickfeld wechselten und darüber hinaus auch populäre öffentliche mediale Beachtung fanden, vor allem im Rahmen der Corona-Pandemie. Zum Schluss dazu nur ein emblematisches Beispiel: „Weihnachten ist die Immunantwort der Menschen auf die Gegenwart. Kein Naturwissenschaftler wird diesen Code jemals knacken. Er bleibt ein Wunder", schrieb *Die Welt* im Ernst am 24. Dezember 2021.

---

24 Vgl. Helmut Mörchen: Literatur als Impfstoff, Deutschlandfunk 05.07.2011; vgl. https://www.deutschlandfunk.de/literatur-als-impfstoff-100.html (29.12.2021).

25 Vgl. Johannes Türk: Die Immunität der Literatur, Frankfurt a. M. 2011, S. 17.

26 Vgl. Thomas Hardtmuth u. a.: Corona und das Rätsel der Immunität. Ermutigende Gedanken, wissenschaftliche Einsichten und soziale Ideen zur Überwindung der Corona-Krise, Books on Demand 2021.

Das Schutz-Masken-Theater

Erinnerung an Sinn, Zweck, Nutzen, Pflicht und Freiwilligkeit

Hat die Auseinandersetzung in den letzten Jahren über das Tragen von Masken zum eigenen oder zum Schutz anderer vor Ansteckung zu mehr *Sensibilität* geführt? Es wäre beruhigend, dies festhalten zu können. Dann bräuchte es in Zukunft weniger Verordnungen oder Erlasse, da der Umgang selbstverständlich und einsichtig erschiene sowie auf Freiwilligkeit beruhen könnte. Gibt es dafür oder dagegen kulturgeschichtliche Anhaltspunkte?

Der Weg von der nach Kurzanleitung selbst hergestellten oder von einer Änderungsschneiderei um die Ecke schnell fabrizierten bunten Stoffmaske zur blauen oder grünen medizinischen Maske und dann zur in Bus und Bahn plötzlich vorgeschriebenen FFP2-Atemschutzmaske zu beschreiben, ist sozialpsychologische Kleinarbeit. Am Anfang war es noch amüsant, mit einer schwarzen Maske in der Bank einen maskierten Überfall wie in den Witzzeichnungen zu imaginieren oder zu spotten, dass man sich über das Vermummungsverbot in der Öffentlichkeit demonstrativ hinwegsetze.

Doch denjenigen Einzelnen, die auf öffentlichen Plätzen und Fußwegen Masken trugen, wich man aus oder wechselte die Straßenseite, sie galten sozusagen schon als krank, zumindest als möglicherweise infiziert, als Gezeichnete. Sie hatten, wie die Historikerin Katharina Wolf schreibt, „die Seuche im Gesicht". [1] Dabei verwies sie auf die berühmte Gesichtsmaske des furchterregenden, erfundenen Pestarztes Doktor Schnabel. Auf dessen Darstellung sind links neben ihm im Hintergrund ein paar fliehende Personen gezeichnet, das heißt, „so geriet die Figur und vor allem die unheimliche Maske des angeblichen Pestarztes zum Sinnbild der Seuche selbst, einem Phänomen, vor dem man floh".[2] Je mehr Leute Masken trugen und sie in bestimmten Bereichen Pflicht wurden, schien die Unterscheidung krank/gesund wegzufallen, auffallen konnte man noch mit einer farbigen Maske unter lauter weißen. Die Unsicherheit vergrößerte sich, vielleicht auch allein durch das Wort Pandemie. Ob am Ende der Pandemie die Sicherheit und Unbefangenheit zurückkehrten, ist eine offene Frage.

Nach Beginn der Pandemie im Januar 2020 in Deutschland sei die Maske, bemerkt Katharina Wolf, ein „Eingeständnis" gewesen und das „Zeichen

---

1 Katharina Wolf: Vgl. https://www.uni-muenster.de/Religion-und-Politik/aktuelles/schwerpunkte/epidemien/iv_Epidemien_Kulturwissenschaftliche_Ansichten.shtml (17.02.2023).
2 Ebd.

Abbildung 12: Doktor Schnabel von Rom: Kupferstich, Paul Fürst, 1656. Vgl. Eugen Holländer: Die Karikatur und Satire in der Medizin, Stuttgart 1921, S. 171. Vgl. https://de.wikipedia.org/wiki/Pestdoktor (03.03.2023).

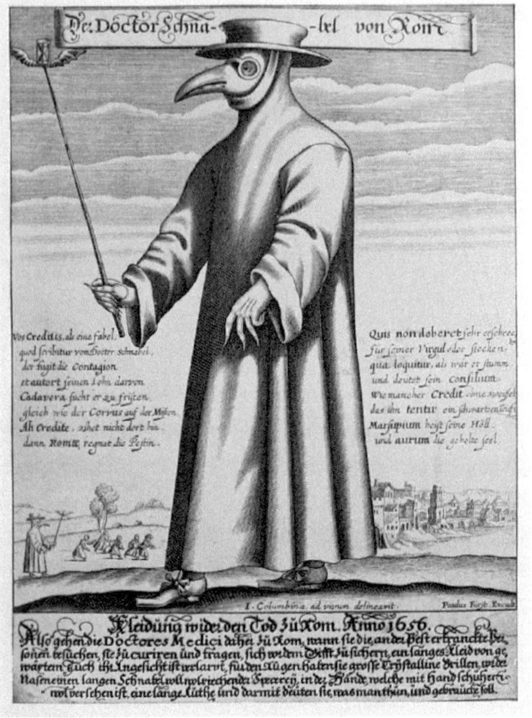

für ihre Existenz im Gesicht". Ihr Aufsatz erschien im Dossier „Epidemien. Kulturwissenschaftliche Ansichten" der Westfälischen Wilhelms-Universität Münster.[3] Auch die Literaturwissenschaftlerin Pia Claudia Doering hat auf derselben Internetseite in einem Aufsatz darauf hingewiesen, dass nach den Studien der Medizinhistorikerin und Direktorin des Deutschen Medizingeschichtlichen Museums, Marion Maria Ruisinger, die Schnabelmaske des Pestarztes „von untergeordneter Bedeutung" sei, doch sowohl als „Symbol für die Ansteckungsgefahr", die von Seuchen ausgehe, als auch „für Krankheit und Tod fest im kollektiven Gedächtnis verankert".[4] Bei Pestausbrüchen im 17. Jahrhundert lassen sich die

3 Vgl. https://www.uni-muenster.de/Religion-und-Politik/aktuelles/schwerpunkte/epidemien/iv_Epidemien_Kulturwissenschaftliche_Ansichten.shtml (17.02.2023); vgl. https://www.schirn.de/magazin/antsy/2020/neues_normal_eine_kulturgeschichte_der_maske/(10.03.2023); vgl. https://www.tageblatt.lu/meinung/forum/masken/ (10.03.2023);

4 Marion Maria Ruisinger, zit. nach Pia Claudia Doering: Vgl. https://www.uni-muenster.de/Religion-und-Politik/aktuelles/schwerpunkte/epidemien/03_Thema_Masken.shtml (18.01.2025).

mit Duftstoffen gefüllten Schnabelmasken in Frankreich und Italien nachweisen, zeitlich früher und für Deutschland allerdings finden sich keine Belege. Medizinhistorisch ist sie eine Randerscheinung, aber in Bildern und Texten, im Karneval oder Theater nach wie vor gegenwärtig, und sie verfehlt dabei nicht ihre beunruhigende Wirkung.

In dem einleitenden Text zum Dossier „Epidemien. Kulturwissenschaftliche Ansichten" der Westfälischen Wilhelms-Universität Münster heißt es, dass man sich zwar relativ schnell an das Tragen des Mund-Nasen-Schutzes in öffentlichen Räumen gewöhnt habe, aber der „Maskenzwang" sei stets ein „Stein des Anstoßes geblieben". Folgende Fragen wurden gestellt, beispielsweise ob die „Ablehnung der Alltagsmasken deshalb so groß (war), weil sie uns beständig an Krankheit und Tod" erinnerten. Oder war „es die mit der Maskenpflicht einhergehende Einschränkung der Freiheit, die Gegenreaktionen"[5] hervorrief?

Die Maske ist ein figürlich gestalteter Gegenstand aus Holz, Leder, Stoff, Gips oder Plastik. Sie ist meistens einem Gesicht oder Gesichtsteilen wie Augenumrissen oder Nasen nachgeformt oder ähnlich. Die Maske verdeckt das Gesicht ganz oder teilweise. Im handwerklichen oder gesundheitsrelevanten Bereich deckt die Maske ohne Ausdruck oder Nachbildung nur Mund und Nase ab, zum Schutz vor Staub oder Viren. In der Kultur, in Kult und Ritual bekommen Masken die ernsthafte, symbolische Bedeutung von Verwandlungen, was im Karneval als Spiel mit Identitäten, Abgrenzungen, Überschreitungen vorgenommen wird. Die Maske steht im ursprünglichen Kontext der kultischen Bräuche und des Theaters. In dem einen Bereich übernahmen die Gesichtsverhüllung oder die Verkleidung des ganzen Körpers die Funktion einer Gestaltumwandlung, im anderen diejenige der Typisierung. In beiden Bereichen konnte sie eine Schutzfunktion übernehmen, um die Darstellenden hinter oder in den entsprechenden Rollen abzusichern.

Tano Gerke schreibt im Anbruch-Magazin: „Die möglichen Zugänge zu dem Phänomen der Maske sind so zahlreich wie ihre Erscheinungsformen selbst, gibt es sie doch in unterschiedlichsten Formen und Spielarten: die archaische Kultmaske, die prähistorische Kriegsmaske, die antike Theatermaske, die endzeitliche Totenmaske, die vor Chemikalien schützende Gasmaske, die Anonymität gewährende Vermummungsmaske und schließlich auch die sich im omnipräsenten Neusprech ‚Alltagsmaske' schimpfende der gegenwärtigen Krise. All diese Formen verweben sich in der Gegenwart zu einem undurchsichtigen Deutungsgeflecht." Gerke kommt zum Schluss: „Diese vielfältigen Erscheinungsformen zeigen, dass die Maske an sich nie zu einem reinen Alltagsgegenstand werden kann – zu viel Kultur- und Ritualgeschichte wirkt durch sie hindurch. Auch wenn wir uns durch Infektionsschutzverordnungen noch so nachhaltig an die tägliche Präsenz

5 Zitate nach Einleitung in: https://www.uni-muenster.de/Religion-und-Politik/aktuelles/schwerpunkte/epidemien/iv_Epidemien_Kulturwissenschaftliche_Ansichten.shtml (18.01.2025).

gewöhnen, bleibt eine phänomenologische Komponente bestehen. Der Ritualzustand wird dauerhaft vergegenwärtigt, und zwar durch eine negative Umkehrung: Die Maske symbolisiert nicht mehr das kultische Verlangen, die gegenwärtige Zeit zu durchbrechen, sondern im Gegenteil den Erwartungen des Hier und Heute zu entsprechen. […] Doch Gesichtslosigkeit trägt auch ein gewisses Befreiungspotential in sich und paradoxerweise zeigen manche Menschen gerade aufgrund des vermeintlichen Schutzes durch die Maske ihr wahres Gesicht." Gerke fügt hinzu, dass es allerdings postmoderne Theoretiker gebe, die den „Menschen in den modernen sozialen Zusammenkünften per se als maskiert"[6] verstehen würden.

In seinem Buch „Die Paradoxie der Maske. Geschichte einer Form"[7] behandelt Richard Weihe den Bereich der Schutzmasken bei der Arbeit, beim Sport oder in der Medizin nicht. Sie hätten einen eindeutigen Zweck und mit dessen Nennung seien sie fixiert. Andere Masken, bei Kult- oder Tanzveranstaltungen, im Theater, im Zirkus oder im Karneval, sind mehrdeutige „Kommunikationsmittel" und der „Gegenbegriff zum Gesicht",[8] sagt Weihe. In schamanistischen Praktiken seien „Krankheitserreger durch Masken dargestellt"[9] worden, um das unsichtbare Geschehen zu bannen. Die Maske ist starr, leblos, verbergend, das Gesicht dagegen individuell und flexibel in seinem Mienenspiel. Doch Masken im Theater hatten ursprünglich für die Zuschauer klar erkennbare Bedeutungen und bezogen sich auf die Tragödie oder die Komödie.[10]

Im Karneval konnten Masken auch eine Schutzfunktion annehmen, denn, wie Weihe notiert: „Die Behörden sahen sich immer wieder gezwungen, einzuschreiten und Dekrete gegen die ungebührliche Verwendung von Masken zu erlassen, da unter ihrem Schutz die gesellschaftlichen Normen überschritten wurden."[11] Weihe spricht deshalb von „Gesellschaftsmasken". Der belgische Künstler James Ensor (1860–1949), der eindrückliche Maskenmaler aus Ostende, war beeinflusst vom großen Karnevalsfest, vielleicht aber auch davon, dass seine Mutter im Ort einen Souvenirladen führte und Masken verkaufte. Ensor sagte: „Die Maske bedeutet mir: Frische des Tons, überspitzter Ausdruck, prächtiger Dekor, große, unvermutete Geste, ungehemmte Bewegung, erlesene Turbulenz."[12] In Ensors vielfältigen Maskenmotiven ist jedoch auch, ohne dabei gleich von „Charaktermas-

6 Vgl. https://anbruch-magazin.de/die-wiederkehr-der-maske/ (16.02.2023).
7 Richard Weihe: Die Paradoxie der Maske. Geschichte einer Form, München 2014, S. 18.
8 Ebd., S. 52.
9 Ebd., S. 278.
10 Ernst Zentner: Maske und Verkleidung – Einst, heute und wozu; vgl. https://austria-forum.org/af/User/Lanz%20Ernst/Maske_und_Verkleidung_-_Einst%2C_heute_und_wozu (17.02.2023).
11 Richard Weihe: Die Paradoxie der Maske. Geschichte einer Form, München 2014, S. 162.
12 Ulrike Becks-Malorny: Ensor, Köln 2016, S. 55; vgl. https://www.monopol-magazin.de/monopol-februar-2021-surrealismus-ensor-endzeitstimmung-der-kunst (17.01.2023).

Abbildung 13: Zwei Theatermasken: Tragödie und Komödie, altrömisches Mosaik, 2. Jahrhundert n. Chr.; Musei Capitolino, Palazzo Nuovo, Rom. Foto: Wikimedia Commons (gemeinfrei)

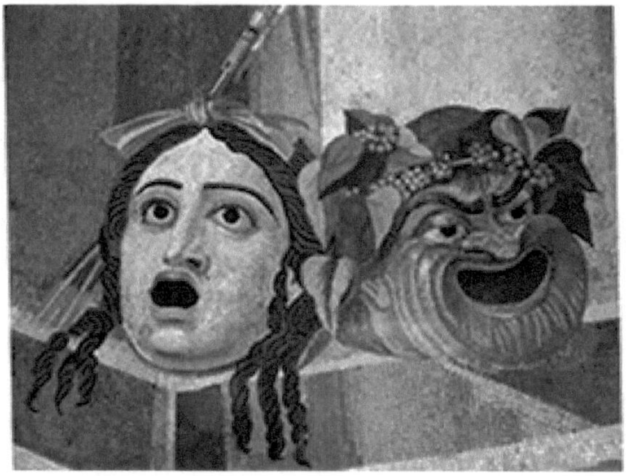

ken"[13] und Entfremdungen zu sprechen, eine gesellschaftskritische Sichtweise zu finden.

Am 3. März 2023 brachte die *Tagesschau* eine Meldung unter dem Titel: „Erst Karneval, dann Corona." Das RKI stellte nach den ersten Veranstaltungen ohne Schutzmaßnahmen eine Zunahme der Inzidenzwerte fest, die (oft aufgemalten) Karnevalsmasken boten keine Sicherheit vor einer Corona-Ansteckung.[14]

Eine FFP2-Maske ist ja auch alles andere als ästhetisch attraktiv. Das *Bundesinstitut für Arzneimittel und Medizinprodukte* hielt zur „Verwendung von Mund-Nasen-Bedeckungen, medizinischen Gesichtsmasken sowie partikelfiltrierenden Halbmasken (FFP-Masken)" sachlich Folgendes fest: „Der Name FFP ist eine Abkürzung, die sich aus dem englischen Namen der Masken „Filtering Face Piece" ergibt. Diese Masken gehören zu der Produkt-Kategorie „Persönliche Schutzausrüstung" (PSA).[15]

Im alltäglichen Umgang ergaben sich einige Episoden zwischen persönlichen, polemischen, problematischen Maskenkontakten. Die Buchhändlerin trug eine rosarote Maske. Sie erzählte, dass vor Kurzem jemand in den Laden kam und mürrisch sagte: „Wenn jemand heute noch eine Maske trägt, dann hat er nicht alle Tassen im Schrank", und er verließ den Laden gleich wieder. Darum kümmere sie sich nicht, sagte die Buchhändlerin und fügte lachend hinzu, dass der Maskenunwillige aber vielleicht mit der Verrücktheit ein bisschen recht hätte.

13 Vgl. https://de.wikipedia.org/wiki/Charaktermaske (10.03.2023).

14 Vgl. https://www.tagesschau.de/inland/steigende-corona-inzidenz-karnevalhochburgen-101.html (03.03.2023).

15 Vgl. https://www.bfarm.de/SharedDocs/Risikoinformationen/Medizinprodukte/DE/schutzmasken.html (19.02.2023).

In einer anderen Situation, bei der Wartezeit aufgrund einer Zugverspätung, kommen fremde Leute im Abteil ins Gespräch. Plötzlich betritt ein Mann das Abteil, setzt sich auf den ersten Platz gleich bei der Tür, ohne Maske. Alle anderen tragen Masken, es gilt noch Maskenpflicht. Eine junge Frau bittet ihn, doch auch eine Maske zu tragen. Er sagt deutlich auf gut Deutsch: „Lassen Sie mich in Ruhe!" Die Frau sagt, es sei doch Pflicht, eine Maske zu tragen, aber vielleicht habe er eine Sondergenehmigung. „Darüber bin ich Ihnen gegenüber nicht auskunftspflichtig! Lassen Sie mich einfach in Ruhe!" Die Frau setzt sich auf einen weiter entfernten Platz. Der Mann knurrt für sich: „Es gibt so dumme Leute!" Die Gespräche verstummen. Der Mann trägt eine Beinprothese, was man nur sieht, wenn er sitzt. Das hat nichts mit der Maske zu tun.

Noch eine Szene: Bei einer kleinen Veranstaltung im Freien, bei der ich fast als Einziger eine Maske trage, stehe ich beim Warten mit Abstand einem älteren Herrn gegenüber, der an mich gerichtet bemerkt: „Sie schützen sich."[16] „Ja, ich bin immunsupprimiert", sage ich kurz, ohne zu erwarten, dass er weiß, worum es dabei geht. Aber er antwortet gleich: „Dann sind Sie transplantiert. Mein Sohn auch." Später sehe ich, als man näher zusammenrückt, weil man den Redner durch die Nebengeräusche von der Straße und der U-Bahn schwer versteht, dass er nun auch eine Maske trägt.

Am 1. März 2023 wurde die Maskenpflicht aufgehoben, für einige, wie Dialyse-Einrichtungen, Tageskliniken und Rettungsdienste, galt sie bis zum 7. April. „Wer Patienten oder Heimbewohner besucht, wer Arzttermine wahrnimmt, muss weiterhin Maske tragen", sagte Gesundheitsminister Karl Lauterbach.[17] Die Begründung für diese bescheidene Verlängerung von gut einem Monat bezog sich auf den Schutz der sogenannten Risikogruppen wie chronisch kranke, transplantierte oder behinderte Menschen, die nicht nur von den Maskengegnern bei den Debatten meist vergessen wurden.

Am 28. Februar 2023 trugen im Krankenhaus alle FFP2-Masken, Besucherinnen und Besucher wurden kontrolliert und brauchten einen negativen Test, sonst hatten sie keinen Zutritt. Am 1. März 2023 fanden keine Kontrollen mehr statt, das Testzelt war geschlossen und wurde abgebaut, nur noch ganz wenige Personen waren mit Maske unterwegs.

Freiwilligkeit gab es nicht. Oder, weniger pauschal ausgedrückt, kaum jemand trägt freiwillig weiter eine Maske, wenn es keine Pflicht mehr ist. Ein paar Tage, nachdem ich diese Behauptung notiert hatte, erschien in der *Frankfurter Allgemeinen Zeitung* vom 14. März 2023 die Meldung,[18] dass die japanische Regierung die Masken-Empfehlung – eine Maskenpflicht wurde nie erlassen – aufgehoben ha-

---

16 Vgl. https://www.zusammengegencorona.de/mediathek/ich-schuetze-mich/?filter=allevideos (17.02.2023).

17 Vgl. https://www.tagesschau.de/inland/corona-schutzmassnahmen-103.html (01.03.2023).

18 pwe. Tokio: Japaner schützen sich weiter, Frankfurter Allgemeine Zeitung, 14. März 2023, S. 7.

be. Die Japanerinnen und Japaner kümmerte das nicht, sie trugen weiterhin Masken, auch auf der Straße, nicht nur in Innenräumen, der U-Bahn oder medizinischen Einrichtungen.

Die letzten Jahre belegen den Nutzen und die Wirkung der Masken gegen Corona und andere Infektionen.[19] Auch die Befindlichkeit derjenigen, die sich durch eine Maske schützen wollen, wird beachtet und der soziale Druck, die Maske wegzulassen, wird vermindert. Auch die Situation, in der man als Einzige(r) eine Maske tragen möchte oder muss, findet Berücksichtigung.

Viren, die ohnehin nie zu sehen waren, sind natürlich nicht von einem Tag auf den anderen verschwunden, sie werden bleiben, allerdings durch Impfung und Behandlungserfolge eingeschränkt. Aber Wahrnehmung und Erfahrung der entstandenen Konstellation geben Albert Camus recht, der von der „absurden Freiheit“ und vom „widerspruchsvollen Leben“[20] sprach.

---

19 Vgl. https://www.tagesschau.de/wissen/gesundheit/coronavirus-infektionen-erkaeltungskrankheiten-101.html (10.03.2023).

20 Albert Camus: Der Mythos von Sisyphos. Ein Versuch über das Absurde, Hamburg 1998 (1942), S. 57, S. 67.

Erfahrungsberichte von Betroffenen als Fundgrube

Chronische Krankheit, Dialyse und Transplantation

In Publikationen der Selbsthilfe- und Selbstvertretungsgruppen und auch in Zeitschriften wie DIATRA und anderen erscheinen oft Berichte von Betroffenen. Sie stehen für sich. Ohne weiteren Kommentar, selbsterklärend. Wie ernst sie in Fachwelt und Öffentlichkeit genommen werden, lässt sich schwer einschätzen. Es wird meinem Eindruck nach eher selten oder nur nebenbei auf diese Erfahrungsberichte Bezug genommen. In Untersuchungsdokumentationen, in Fachbüchern und Zeitungsartikeln werden allerdings einzelne Aussagen von Betroffenen in einem ausgewählten Kontext eingefügt, vorgestellt und kommentiert. Solche Zitate wirken wie Habseligkeiten aus der Fundgrube, sie haben aber eine bestimmte Funktion. Sie gelten als Beispiel. „Beispiel" hieß ursprünglich das „nebenher Erzählte", wurde aber dann auch als „beispielgebend" verstanden und bekam eine bewusstmachende Bedeutung.

Abbildung 14: Buchumschlag, Claudine Herzlich, Janine Pierret: Kranke gestern, Kranke heute. Die Gesellschaft und das Leiden. München 1991.

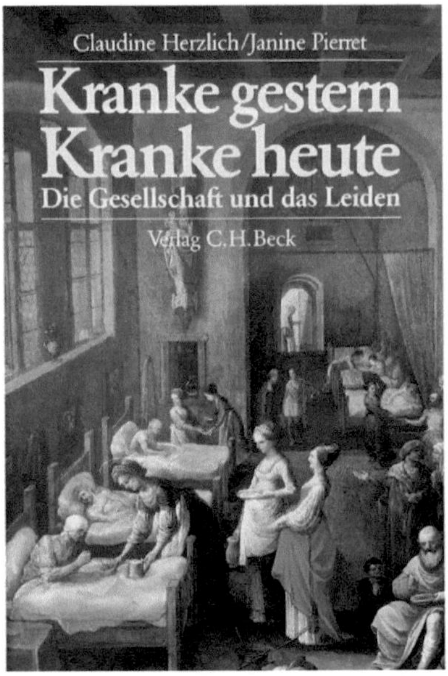

Als *Erstes* artikulieren sich in diesem Zusammenhang Zitate oder Berichte von Betroffenen in zeitgeschichtlichen Darstellungen. Die französischen Sozialwissenschaftlerinnen Claudine Herzlich und Janine Pierret heben in ihrem Buch „Kranke gestern, Kranke heute"[1] hervor, dass in dem Zeitraum vom 19. Jahrhundert an, als sich die Krankheit individualisierte und die Kategorie des „Kranken" aufkam, diese sich zugleich auch in der „Krankenversicherung" sozialisierte. Sie schreiben: „Von nun an bedeutet Krankheit, dass man aufhört zu arbeiten, sich eine medizinische Diagnose stellen lässt, Medikamente nimmt, den Tag rhythmisch gliedert, dreimal die Woche zur Dialyse geht oder täglich Insulin spritzt. Außerhalb dieser Momente ist man oder will man ‚genauso sein wie die anderen'. Aber: ‚Ist man es wirklich?', fragt sich ein junger chronisch Nierenkranker von 19 Jahren, der seit drei Jahren in Behandlung ist. Er ist auf einer schmerzlichen Suche nach seiner Identität; er fühlt sich ‚wie die anderen', aber ‚manchmal ist man es nicht mehr, dann sagt man sich: Wer bin ich? Was habe ich hier zu suchen?' [...] Der junge Nierenkranke ‚will kein monströses Tier sein, auf das man mit dem Finger zeigt und mit dem man Mitleid hat'. Er lehnt es auch ab, ‚DER Kranke zu sein, dem man alles nachsehen muss'."[2] Und Herzlich und Pierret fügen eine weitere Aussage eines technischen Angestellten mit einer chronischen Nierenschwäche hinzu: „Ich betrachte mich nicht als krank, ich habe ein Organ, das nicht funktioniert; es gibt Blinde, bei denen die Augen nicht funktionieren, und sie halten sich nicht für krank, sie sind zu Beginn vielleicht in ihrer Lebensweise behindert. Schön, die Niere ist, wenn Sie so wollen, eine Autowerkstatt. Dreimal in der Woche lasse ich einen Ölwechsel machen, und damit hat sich's. Abgesehen davon bin ich sehr gesund." Herzlich und Pierret folgern, dass weder Ablehnung noch Ausgrenzung aussichtsreich seien, sondern es gelte, „aus der Krankheit eine Form des Lebens zu machen".[3] Da der Hinweis auf blinde Menschen erfolgte, möchte ich hier kurz eine prominente Bestätigung einfügen: In einem erstmals 1980 publizierten Vortrag über seine Blindheit sagte Jorge Luis Borges [1899–1986], der argentinische Schriftsteller und Direktor der Nationalbibliothek von Buenos Aires: „Die Blindheit ist für mich kein vollkommenes Unglück gewesen, man darf das nicht rührselig betrachten. Man sollte es als eine Lebensform betrachten: eine der möglichen Formen des menschlichen Lebens."[4] Herzlich und Pierret präsentieren ihre „Betroffenen-Beispiele" als Ausdruck nahezu souveräner Haltung und in emanzipierter Ausrichtung.

---

1 Claudine Herzlich, Janine Pierret: Kranke gestern, Kranke heute. Die Gesellschaft und das Leiden. München 1991, S. 73.

2 Ebd.

3 Ebd.

4 Jorge Luis Borges: Blindheit, in: Die letzte Reise des Odysseus, Werke in 20 Bänden, Band 16, Frankfurt a. M. 1992, S. 185ff; Vgl. Christian Mürner: Verborgene Behinderungen, Neuwied 2000, S. 114ff.

Zweitens können jedoch je nach theoretischer Voraussetzung und kulturellem Kontext Beispiele auch eine wenig autonome Einstellung annehmen. So bemerkt Volker Roelcke in seinem Buch „Vom Menschen in der Medizin": „Der Vorschlag zu einer Organtransplantation kann beim chronisch Nierenkranken in Deutschland zu Erleichterung, Zuversicht und neuem Lebensmut führen – in traditionsbewussten Kontexten in Japan würde ein solcher Vorschlag sehr wahrscheinlich als Zumutung oder gar als beängstigend aufgefasst werden. Die Bewahrung körperlicher Integrität beim Lebenden und beim Toten stellt in großen Teilen der japanischen Gesellschaft einen enorm hohen Wert dar, auch das Hirntodkonzept als Voraussetzung für die rechtzeitige Organentnahme stößt auf äußerst geringe Akzeptanz, sodass die Transplantationsraten in Japan weniger als ein Zehntel derjenigen in westeuropäischen oder nordamerikanischen Gesellschaften betragen."[5]

Diese ethnologische Blickrichtung, kritisch im Zusammenhang eines vorherrschend medizin-technischen Vorgehens ausgeweitet, kann dazu veranlassen, Patienten entgegen ihrem Selbstbestimmungsrecht zu objektivieren und unabhängig von der Person allein die körperlichen und organischen Funktionen zu betrachten. Der Psychologe Oliver Decker stellt in seinem Aufsatz „Organaustausch und Prothesen. Zerstückelung und Ganzheitsphantasien aus psychoanalytischer Sicht"[6] im Resümee von eigenen Untersuchungen und denjenigen anderer Autoren fest, dass nach der „narzisstisch kränkenden Erfahrung" der Dialyse es auch nach der Transplantation zu „Befindlichkeitsstörungen" kommen könne, weil das neue Organ als „Fremdkörper" empfunden werde. Das heißt nach Decker, dass die moderne Medizin die Instrumentalisierung des Körpers fördere, „um den Preis des sinnlichen Weltbezugs".[7] Er erwähnt die Aussage einer Patientin: „Manchmal hatte ich das Gefühl, dass noch jemand anders bei mir war und dass auf irgendeine nicht näher bestimmbare Weise mein Ichgefühl zu einer Art Wir geworden war. Zwar konnte ich diese zusätzliche Präsenz nicht immer wahrnehmen, doch manchmal fühlte es sich so an, als ob ich meinen Körper mit einer zweiten Seele teilte."[8]

Mit diesem Beispiel problematisiert Decker Nähe und Distanz zum eigenen Körper oder dessen Organen sowie die negative oder positive Einschätzung in

---

5 Volker Roelcke: Vom Menschen in der Medizin. Für eine kulturwissenschaftlich kompetente Heilkunde, Gießen 2017, S. 11 (Roelcke bezieht sich auf Lock 2002; Crowley-Maroka&Lock 2006).

6 Oliver Decker: Organaustausch und Prothesen. Zerstückelung und Ganzheitsphantasien aus psychoanalytischer Sicht, in: Simone Ehm, Silke Schicktanz (Hrsg.): Körper nach Maß? Biomedizinische Eingriffe und ihre Auswirkungen auf Körper- und Identitätsverständnisse, Stuttgart 2006, S. 147 ff.

7 Ebd., S. 166.

8 Ebd., S. 163 (mit der Angabe in der Fußnote: Sylvia 1998, zit. n. Hauser-Schäublin u. a. 2001, S. 173).

Bezug auf die sogenannte „Organintegration" oder die Projektionen auf das neue Organ. Was aber diese wissenschaftlichen Forschungen mit Berufung auf Patientenaussagen von eigentlichen Erfahrungsberichten unterscheidet, ist, dass deren Antworten auf bestimmte Fragen oder initiierte „Tagebücher" Texte im Auftrag der vorgegebenen Untersuchungssets sind. Objektive Daten ergeben sie nur am Rande, das heißt im Kontext von plausiblen oder weniger plausiblen Interpretationen und Kommentierungen, und so wird dann auch stets die Heterogenität des „Materials" betont. Die Voraussetzungen bleiben größtenteils intransparent. Die Auswahl und das Spektrum der anonymisierten Patientinnen und Patienten sowie die Rollenerwartungen gegenüber chronisch kranken Menschen erhalten dadurch einen eher fiktiven Charakter. Zudem ist vorstellbar, dass bei Fragebögen oder qualitativen Interviews weniger instrumentell als pragmatisch vorgegangen wird.

Erfahrungsberichte von betroffenen Personen gleichen *drittens* vielmehr Erzählungen. Dabei gehören, schreibt der Kulturwissenschaftler Hermann Bausinger (1926–2021), Krankheiten zu den häufigsten und beliebtesten Themen. Man werbe oft mit detaillierten Angaben um Anteilnahme, aber es bestehe auch die Erwartung, damit bei den Zuhörenden entsprechende Kommentare auszulösen. „Fast regelmäßig werden Krankheitserzählungen mit Krankheitserzählungen beantwortet. Die Erwähnung oder Schilderung von Krankheiten provoziert Reaktionen, die im gleichen Themenfeld bleiben – im günstigsten Fall, wenn von Heilungschancen die Rede ist, häufiger aber als Ausdruck der Konkurrenz um Mitleid, immer aber als ein Stück Selbstdarstellung."[9] In kürzester Zeit gelingt es einigen Betroffenen, ihre Kranken- mit ihrer Lebensgeschichte zu verbinden und im Wesentlichen anschaulich darzustellen.

Für das Verständnis dieser Konstellation scheint einerseits wichtig zu sein, was unter „Erfahrung" verstanden und andererseits, wie „Betroffenheit" beurteilt wird. Hans-Georg Gadamer (1900–2002) hat in „Wahrheit und Methode" unterschieden in eine Erfahrung, die unsere Erwartungen bestätige und eine Erfahrung, die man „mache". Letztere sei die „eigentliche Erfahrung", sie sei stets negativ, denn wenn man eine Erfahrung gemacht habe, so habe man vorher etwas nicht richtig wahrgenommen, habe es nicht durchschaut oder sich täuschen lassen. Und gerade, weil dies durch die Erfahrung bewusstwerde, habe deren Negativität einen „produktiven Sinn".[10] Gadamer notiert: „Die Erfahrung lehrt, Wirkliches anzuerkennen."[11] Demgegenüber scheint „Betroffenheit" reduziert auf die subjektive Befindlichkeit, auch wenn sie ursprünglich als sensible Haltung ge-

---

9 Hermann Bausinger: Vom Erzählen. Poesie des Alltags, Stuttgart 2022, S. 33.

10 Hans-Georg Gadamer: Hermeneutik I. Wahrheit und Methode, Gesammelte Werke 1, Tübingen 1999, S. 359.

11 Ebd., S. 363; vgl. Hans-Georg Gadamer: Leiberfahrung und Objektivierbarkeit, in: Ders. Über die Verborgenheit der Gesundheit, Frankfurt a. M. 1993, S. 95 ff.

genüber der Selbsteinschätzung gedacht war und in Selbsthilfegruppen thematisiert wird als „Expertentum in eigener Sache" aufgrund entsprechend einmaliger Erfahrungen. Damit werden neben den emotionalen auch rationale Argumentationen in der Gestaltung von Partizipation angestrebt und die „Entwicklung des persönlichen Selbstverständnisses" im Umgang mit einer chronischen Krankheit favorisiert.[12] Dennoch entsteht der Eindruck, dass der Status der Erfahrungsberichte der Betroffenen zwar als authentisch eingestuft, aber nicht ganz ernst genommen wird. Für Zitate in (populär-)wissenschaftlichen Darstellungen und in den Medien gelten die Betroffenenberichte als Fundgrube, da das Prinzip der Personalisierung zu Veranschaulichungen bevorzugt verwendet wird. Dies kann jedoch einen Zwiespalt von Betroffenheit und Stellvertretung anzeigen. Vielen erscheint die Schilderung von eigenen Erfahrungen allzu beliebig. Zu viel Betroffenheit gilt als unprofessionell. Und es trifft zu, dass Betroffenheit für sich allein kein Argument für Kompetenz oder für die Annahme besonderer Beachtung darstellt. Sie ist ein starker Beweggrund für die Auseinandersetzung. Aber oft werden damit die bestehenden unterschiedlichen Meinungen auch unter Betroffenen vereinheitlicht. Das Idealbild lautet, dass man möglichst unbeeinflusst, das heißt ohne direkte Beziehung zum Subjekt oder Objekt der Berichterstattung oder Untersuchung stehen soll, weil dies sonst die Ergebnisse beeinträchtigen könnte.

Der Schriftsteller Alfred Andersch (1914–1980) zählt zu den bekannten Nachkriegsautoren wie Hans Werner Richter, Heinrich Böll oder Arno Schmidt. Als er sechzig ist, intensivieren sich die Folgen seines langjährigen Diabetes. Sein Vater, geb. 1875, starb im Alter von 54 Jahren an Diabetes. Ich beziehe mich bei diesen Angaben auf die erstmals 1990 erschienene Biografie von Stephan Reinhardt über Alfred Andersch.[13] Zwei Jahre später, 1976, äußern sich bei Andersch „schmerzfreie Ermattungszustände" und „Anzeichen einer Niereninsuffizienz".[14] Ende 1977 beginnt die Dialyse, die ihn deprimiert und von literarischer Arbeit und vom Reisen abhält, obwohl ihm auch ein Heim-Dialyse-Gerät zur Verfügung gestellt wird. Andersch bezeichnet die Blutwäsche in einem Brief an Arno Schmidt als die „scheußlichste Zeit meines Lebens – ich würde lieber nochmal ins KZ gehen, als die Anfangsmonate einer Hämodialyse-Behandlung noch einmal durchstehen".[15] Diese Aussage lässt sich mit der von Andersch in vielen erzählenden Texten, Gedichten und politischen Stellungnahmen verwendeten Methode des „Kunstmittels der Übertreibung",[16] wie Heinrich Böll es nannte, erklären, dennoch stellt sich die Frage der Verhältnismäßigkeit. Andersch kann geltend machen, dass er

12 Michael Zander: Chronische Krankheit aus der Perspektive der Disability Studies, in: sozialmedizin 7/8 2015, S. 36; vgl. Florian Hannig: Eine kurze Geschichte der Betroffenheits(kritik) in der Bundesrepublik, Merkur 871, Dezember 2021.

13 Stephan Reinhardt: Alfred Andersch. Eine Biographie, Zürich 1996, S. 530.

14 Ebd., S. 571.

15 Zit. nach ebd., S. 593.

16 Zit. nach ebd., S. 565.

als kommunistischer Jugendlicher 1933 verhaftet und drei Monate im gerade errichteten KZ Dachau interniert war. Neuere Recherchen besagen, dass es „in den Dachauer Archiven keine Anhaltspunkte für einen Aufenthalt Anderschs“[17] gebe. 1944 desertiert Andersch und kommt in amerikanische Kriegsgefangenschaft. 1945 kehrt er nach Deutschland zurück und wird dann ein die Nachkriegsliteratur fördernder Rundfunkredakteur und selbst ein öffentlichkeitswirksamer Autor. Nach der von Andersch quälend erlebten ungefähr einjährigen Dialyse schlagen ihm die Ärzte 1978 eine Nierentransplantation vor. Sie findet im Sommer statt, und Andersch kann nach drei Monaten das Universitätsspital Zürich verlassen. „Eine Lebensfreude“, schreibt der Biograf in Bezug auf den dankbaren Andersch, „die ‚Nicht-Nierentransplantierte‘ sich gar nicht vorstellen könnten.“[18] Nach einigen Monaten kommt es zu Abstoßungsreaktionen, die mit Cortison und Infusionen behandelt werden. Ende 1979 entschließt sich Andersch, nicht mehr an die „Medizin-Maschine“[19] zurückzukehren. Er stirbt Anfang 1980.

Abbildung 15: Buchumschlag, Hans Neuenfels: Fast nackt. Letzte Texte, München 2022.

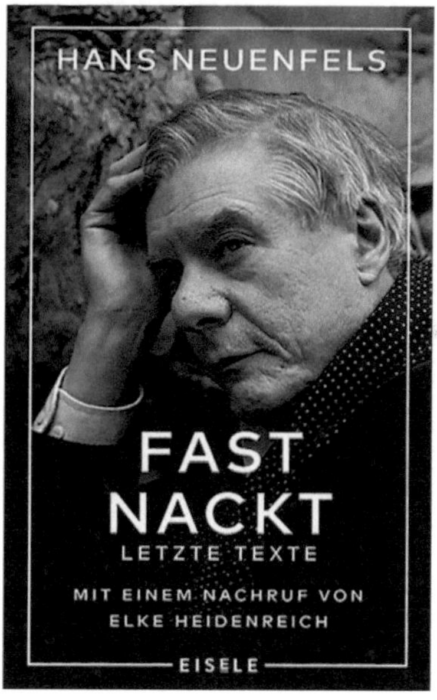

Hans Neuenfels, der Anfang 2022 verstorbene Theater- und Opernregisseur (von „Lohengrin“ in Bayreuth 2010 beispielsweise), erzählt – unter anderem auch bezugnehmend auf Andersch – seine Lebensgeschichte in seinem posthum er-

17 Vgl. https://de.wikipedia.org/wiki/Alfred_Andersch (12.12.2024).
18 Stephan Reinhardt: Alfred Andersch. Eine Biographie, Zürich 1996, S. 604.
19 Ebd., S. 631.

schienenen Buch „Fast nackt. Letzte Texte“ sozusagen im Dialog mit dem Dialysegerät. Er wählt eine bestechende literarische Methode, die Subjektives und Objektives, Informatives und Fiktives beinahe zu vereinigen vermag, so dass es ihm gelingt: „das Ich in ein Er zu verwandeln“. Obwohl ihm in Kunst und Literatur das Wirkliche „immer ein Gräuel war“,[20] kommt er an der Dialyse in seinen letzten Lebensjahren zu dem Schluss, dass er diese dreimal wöchentlichen vier Stunden in seine Arbeit zu integrieren habe. „Die kranke Niere gehörte zu ihm, aber nicht nur. Sie stand in einem Umfeld. Sie war zu beobachten.“[21] Er verbindet Situationen, Erkenntnisse (als „verständiger Patient“) und Erlebnisse an der Dialyse mit seinen Erinnerungen und liest und schreibt während der Dialyse Texte auch über andere Themen als seine Niereninsuffizienz. Das Werk und die Biografie Franz Kafkas (1883–1924) begleiten ihn an der Dialyse, im „Kampf mit der Maschine“. – „Franz Kafka war ein Schriftsteller mit Tuberkulose. Durch sein Werk war er kein Tuberkulöser. Er hatte auch Tuberkulose, doch der Schriftsteller hatte Priorität. Am Ende siegte die Tuberkulose, doch es starb der Schriftsteller Franz Kafka, wobei in seinem einzigartigen Fall sein Werk ihn und seine Tuberkulose überlebte.“[22] Am Ende, beim Wiederlesen, war Neuenfels sein „Versuch einer Selbstbefragung“ fremd geworden, aber er hat den Text so belassen, weil er den *produktiven Sinn* seiner Erfahrungen und Ausdrucksweisen wiedergibt – und erhalten bleibt.

20 Hans Neuenfels: Fast nackt. Letzte Texte, München 2022, S. 15.
21 Ebd., S. 73
22 Ebd., S. 63, S. 73

Die erste künstliche Niere

Geschichte(n) der Dialyseversorgung in der Schweiz

„Künstliche Niere" erinnert an „Künstliche Intelligenz" (KI). Doch die erste Erwähnung in der zweiten Hälfte der 1950er-Jahre der heute dominierenden Rede von KI folgte zehn Jahre nach der ersten Entwicklung der „künstlichen Niere" Mitte der 1940er-Jahre. Trotz der übereinstimmenden technologisch orientierten Ausgangspunkte, die im Wort „künstlich" zum Ausdruck kommen, unterscheiden sie sich wesentlich. Mit dem einen Begriff ist ein Gerät und medizinisches Verfahren gemeint, dem es gelingt, organische Funktionen zu unterstützen und teilweise erfolgreich zu kompensieren, mit dem anderen ein System, das aufgrund seiner Software im weiten Bereich der Datenanalyse, der Sprachverarbeitung und der Automatisierung angewendet werden kann. Der Hintergrund des „Künstlichen" sind Geschichten.

Der Berner Oberländer Bergführer Werner Stäger wurde nicht durch eine spektakuläre Erstbesteigung bekannt. Er wohnte zwar in Lauterbrunnen in der Nähe von Grindelwald und dem imposanten Gipfelmassiv Eiger, Mönch und Jungfrau. Das erstmalige Durchklettern der legendären Eiger-Nordwand gelang 1938 vier deutschen Bergsteigern. Stäger machte 1946 das Bergführerpatent, er führte Gruppen ins Hochgebirge und war in die Organisation der Bergrettung eingebunden. Im Winter arbeitete er als Skilehrer. So weit, so gewöhnlich im schweizerischen Berner Oberland. Symbolisch gesagt, lag Stägers Erstbegehung auf einem ganz anderen Gebiet. Er war 1966 der erste Heimhämodialysepatient der Schweiz. 1962 heiratete Stäger die Britin Teresa Follett, die seit Jahren im benachbarten Wengen Urlaub machte. Drei Monate später erkrankte er und wäre ohne die Hilfe seiner Frau 1965 gestorben. Im nahe gelegenen Bezirksspital Interlaken wurde eine Nierenfunktionsstörung festgestellt. Er hatte von Geburt an nur eine Niere, die bei einem Unfall im Gebirge verletzt wurde. Teresa Stäger-Follett kontaktierte über Verwandte den Nierenspezialisten Stanley Shaldon im Royal Free Hospital in London. Die Stägers bekamen dort die Gelegenheit, in einem Privathaus den Umgang mit der „künstlichen Niere" zu erlernen. Danach ließen sie ein solches Gerät (für angeblich 65.000 Schweizer Franken) in ihrem Chalet in Lauterbrunnen installieren. Stäger wurde am Abend von seiner Frau an das Gerät angeschlossen und am Morgen wieder davon getrennt. Tagsüber betrieb er ein Sportgeschäft. Als Bergführer war er nicht mehr aktiv, mit einer Ausnahme: Er führte eine Gruppe um Stanley Shaldon vom Jungfraujoch auf den Mönch, was alpinistisch nicht als schwierig gilt. Für einen Dialysepatienten auf 4000 Metern Höhe ein bedeutendes Ereignis!

Abbildung 16: Buchumschlag, Niklaus Ingold: Das erste Ersatzorgan. Die künstliche Niere und die Ausweitung des medizinisch Möglichen im Schweizer Gesundheitswesen, Zürich 2024.

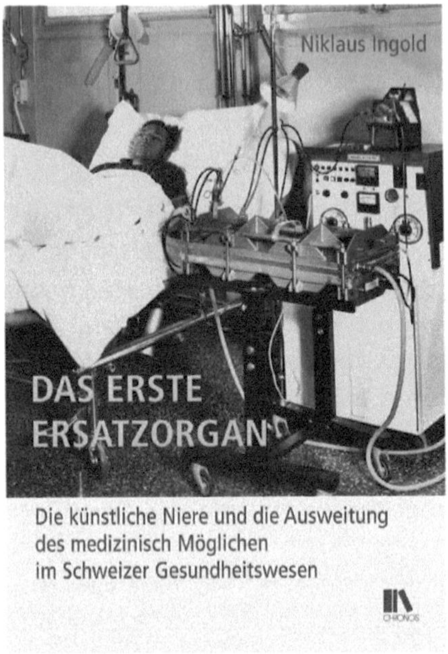

Diese eindrückliche, gut dokumentierte Geschichte erzählt der Medizinhistoriker Niklaus Ingold in seinem Buch „Das erste Ersatzorgan. Die künstliche Niere und die Ausweitung des medizinisch Möglichen im Schweizer Gesundheitswesen", das Ende 2024 in Zürich publiziert wurde. Die Langzeitdialyse von Werner Stäger war eine privat finanzierte, lebenserhaltende Initiative, bis zu seinem Tod 1974 in Lauterbrunnen. Sie gab Anlass für die öffentliche Auseinandersetzung um den Einsatz teurer Geräte und medizinischer Möglichkeiten für Menschen mit Nierenkrankheiten und Nierenversagen. Um 1965 bestand keine Chance für eine Langzeitdialyse in Schweizer Spitälern. Schon ein paar Jahre später war sie jedoch verbreitet. Ingold notiert: „1971 lebten in der Schweiz 43 Personen pro Million Menschen an der künstlichen Niere, 1974 waren es bereits 113, während der europäische Durchschnitt bei 17 beziehungsweise 46 Personen pro Million Menschen lag."[1] In der zweiten Hälfte des 20. Jahrhunderts wurden die Nieren zu einem Forschungsschwerpunkt an Spitälern in Genf, Zürich, Bern und Basel. 1960 fand in Genf und Evian der erste internationale Nephrologie-Kongress statt, un-

1 Niklaus Ingold: Das erste Ersatzorgan. Die künstliche Niere und die Ausweitung des medizinisch Möglichen im Schweizer Gesundheitswesen, Zürich 2024, S. 97.

ter den Teilnehmern waren die Dialysepioniere Willem Kolff und Nils Alwall sowie der „Nierenpapst“ genannte John Merrill, Pionier der Transplantationsmedizin.

Ingold erzählt eine weitere prägnante Geschichte: Die Hauptfigur dabei ist der Berner Langzeitdialysepionier Alfred Blumberg, 1932 in Stuttgart geboren. Seine Eltern flohen 1935 aus dem nationalsozialistischen Deutschland zur Großmutter mütterlicherseits, die in Bern ein Tuchgeschäft führte. Als jüdische Deutsche bekamen sie anfangs nur eine befristete Aufenthaltsbewilligung. 1941 wurden sie vom Naziregime für staatenlos erklärt. Erst 1949 erhielten sie das Gemeindebürgerrecht der Stadt Bern. Alfred Blumberg, ihr Sohn, besuchte das Gymnasium in Bern, absolvierte seinen Militärdienst und studierte anschließend Medizin.

Er heiratete 1961 Johanna Haldimann. Sie war Pflegekraft im ersten Dialyseteam der Medizinischen Poliklinik Bern. Nach zwei Jahren Studium in den USA wurde Blumberg beauftragt, das „modernste amerikanische System“ der Langzeitdialyse im Berner Inselspital aufzubauen. Die Dialysestation betreute anfangs sechzehn Patientinnen und Patienten zweimal in der Woche. Nun wurde die „ethische Dimension der neuen Behandlungsmöglichkeit“ manifest, denn der Bedarf an Dialyseplätzen überstieg das Angebot der Krankenhäuser. Wie über den Zugang entscheiden, nach welchen Kriterien? Ingold schreibt: „Als wichtigstes Ausschlusskriterium erscheint das Alter. Nierenkranke über 50 oder 55 Jahren erhielten keinen Dialyseplatz.“[2] Weitere Kriterien waren die potenzielle Rückkehr ins Alltagsleben und zur Berufstätigkeit, die Entfernung vom Wohnort zum Dialysezentrum und das Vorhandensein von bürgerlichen Werten und stabilen Verhältnissen. Ein zusätzlicher Faktor, der nach Alternativen verlangte, spielte eine zentrale Rolle: „Die ‚Spitaldialyse‘ kostete in der Schweiz pro Jahr und Person zwischen 30.000 und 60.000 Franken, die ‚Heimdialyse‘ hingegen 15.000 bis 25.000 Franken, wenn das Gerät einmal gekauft und installiert war.“ Dennoch, so Ingold, ist es dabeigeblieben: „Der größere Teil der Schweizer Nierenkranken hat bis in die Gegenwart immer in Spitälern Zugang zu künstlichen Nieren erhalten.“[3] Das bedeutet jedoch nicht, dass Krankenkassen und Dialysezentren nicht versucht hätten, Patienten aus politischen und wirtschaftlichen Gründen zur Heimdialyse aufzufordern. Dies kommt in einer dritten Geschichte zum Ausdruck.

1975 wurde, man kann sagen damals traditionell schweizerisch, in einem Saal des Bahnhofbuffets Bern der „Verein Nierenpatienten Schweiz“ (VNPS) gegründet. „Initiant des Treffens war der 52-jährige Fritz Kropf. Er lebte zu diesem Zeitpunkt seit knapp neun Jahren mit chronischem Nierenversagen. Nach der Diagnose im Oktober 1966 war ein Transplantationsversuch misslungen. Von der Dialyse abhängig, arbeitete er bis 1973 in Zürich hundert Prozent als Postverwalter.

---

2 Ebd., S. 91.
3 Ebd., S. 103 f.

1975 behandelte er sich selbst, zu Hause in Laupen bei Bern",[4] schreibt Ingold. In seiner Rede im Saal des Bahnhofbuffets sagte Kropf, dass die verbreitete Vorstellung eines reibungslosen maschinellen „Nierenersatzes" eine Illusion sei. Er verwies auf Krämpfe, Juckreiz, Gelenkschmerzen, Blutdruckabfall, Schwierigkeiten mit dem Shunt und Vorfälle, die das Dialysegerät betrafen. Mit seiner Kritik an den unterstützenden finanziellen Leistungen stieß er auf Widerspruch. Es wurde misstrauisch erwähnt, dass sich Menschen mit Nierenerkrankungen „immer im Nachteil" fühlten. Doch führte die emanzipative und partizipative Einstellung der sich selbst organisierenden Menschen mit Nierenerkrankungen nach und nach zu einer „neuen Kommunikation" unter allen Beteiligten. Die lebenserhaltende Technik der Dialyse hat auch zu einer besonderen Situation am Lebensende geführt. Ingold hält fest: „Bei dialysierenden Personen im Alter über 75 Jahren sterben in der Schweiz 19,4 Prozent nach einem Therapieabbruch, während es im europäischen Durchschnitt 3,5 Prozent sind." Und er ergänzt: „Chronisch nierenkranke Menschen erscheinen im Zusammenhang mit der Selbstbestimmung am Lebensende also als eine gegenüber medizinischen Technologien besonders exponierte Personengruppe."[5] Das heißt aber nicht, dass dies von „Sterbehilfeorganisationen" für ihre Zwecke funktionalisiert werden kann, wie dies im Zusammenhang mit der Patientenverfügung und dem Tod des ehemaligen Bundespräsidenten Gustav Heinemann 1976 geschehen ist. Eher ist die individuelle Entscheidung zu respektieren, anstatt sie zu verallgemeinern. Der *Spiegel*-Journalist Hermann Schreiber hat überliefert, dass Heinemann das Wort „Dialyse" nicht kannte, sich jedoch unter einer „künstlichen Niere" etwas vorstellen konnte.

Wie schon im Titel und Untertitel finden sich in Ingolds Buch verschiedene Begriffe wie „Ersatzorgan", „künstliche Niere", „Organmaschine", „künstliches Organ" zur Bezeichnung des Dialysegeräts, verständlicherweise vermutlich, um Wiederholungen zu vermeiden. Der gängigste und genaue deutsche Begriff für das Dialysegerät lautet „künstliche Niere", denn dieser komplexe Apparat versucht sozusagen, die Nierenfunktion nachzuahmen. Das Wort „Dialyse" stammt aus dem Griechischen. „Dia" heißt „durch", „lysis" „Auflösung". „Dialyse" ist das Verfahren der Separation von Abfallstoffen aus dem Blut. Der Begriff „Organ" in „Ersatzorgan" oder in „Organmaschine" benutzt ein biologisches System und kombiniert es mit einem technischen Gerät oder Hilfsmittel. Die Tatsache, dass heute häufig von „künstlichen Organen" gesprochen wird, wirft die gleichen Probleme auf, wie sie sich bei der KI in der Abgrenzung zur „emotionalen" oder „menschlichen" Intelligenz zeigen.

---

4 Ebd., S. 149.
5 Ebd., S. 196f.

Die Moral der Nieren

Aspekte ethischer Argumentationen

Um es vorwegzunehmen: Die Moral der Nieren – es gibt sie nicht. Nieren sind weder gut noch böse, auch wenn sie unter Umständen unterschiedlich „gut“ oder gar nicht funktionieren. Der Titel erscheint rhetorisch pointiert. Er versucht zu verdeutlichen, dass die Moral im *Umgang* mit Nieren, Nierenerkrankungen und Nierentransplantationen und ihrer Vereinnahmung oder Instrumentalisierung besteht. Hier werden moralisch und moralisierend die eigenen oder gemeinnützigen Interessen jeweils in den Vordergrund gestellt. Gut und Böse sind Kategorien in Bezug auf menschliches Verhalten und soziale Handlungen der Menschen. Gut und Böse werden einerseits für irgendjemanden in einer bestimmten Hinsicht gebraucht, andererseits auch in einem allgemeingültigen Sinn.[1] Moralvorstellungen stehen in Verbindung mit kulturellen Normen oder Geboten, die unter anderem Begriffe wie Verantwortung, Verpflichtung, Gewissen thematisieren. Kommt es zur Auseinandersetzung darüber, wird dies als „Nachdenken über strittige Moral“[2] bezeichnet, was auch kurz „Ethik“ genannt werden kann. Im Folgenden habe ich einige Aspekte, Fragen, Beurteilungen und Beispiele sowie Deutungsmöglichkeiten zum Thema zusammengestellt.

Die Nieren einer Person vorsätzlich zu schädigen, einem Körper zu rauben oder bei einem Organtransport zu stehlen, ist eine Straftat, rechtswidriges Verhalten und dazu amoralisch. Simon Hofmann stellt in seinem 2016 publizierten Buch „Umstrittene Körperteile. Eine Geschichte der Organspende in der Schweiz“ Anekdoten zu Nierenraub zusammen. Sie ließen sich nicht verifizieren, abgesehen davon, dass es, wie der Schweizer Transplantationsspezialist Felix Largiadèr (1930–2018) sagte, unmöglich sei eine „illegal beschaffte Niere zu verpflanzen“.[3] Dennoch werden nach den Schätzungen der UNO und der WHO aus dem Jahr 2010 zwischen 7.000 und 10.000 Nieren jährlich illegal transplantiert.

Aufsehen erregte das im Rowohlt-Verlag Anfang 2015 erschienene Buch „Niere gegen Geld“ des Journalisten Willi Germund. Der Untertitel: „Wie ich mir auf dem internationalen Markt ein Organ kaufte“ war so deutlich wie die direkt an die Lesenden gerichtete Frage der Buchankündigung: „Wie weit würden Sie gehen, um Ihr Leben zu retten?“ Das Cover von Germunds Buch ist beinahe gestaltet

---

1 Vgl. Robert Spaemann: Moralische Grundbegriffe, München 2004, S. 12 f.
2 Dietmar Mieth: Kleine Ethikschule, Freiburg im Breisgau 2004, S. 24.
3 Vgl. Simon Hofmann: Umstrittene Körperteile. Eine Geschichte der Organspende in der Schweiz, Bielefeld 2016, S. 230. Vgl. DIATRA 4/2021.

wie das eines Krimis: große, rot leuchtende, fette, formatfüllende Buchstaben, die bekannte rot-weiße Human-Organ-Transportbox, darüber ein kleines Flugzeug; das alles auf einem dunklen, düsteren Hintergrund mit feinen Verbindungslinien und -punkten, die auf Länder wie China, Pakistan, die Philippinen und Mexiko verweisen und damit gewissermaßen das Netzwerk der Verdächtigen benennen. Deshalb die Ergänzung, dass das Buch „einen hoch spannenden Einblick in das Geschäft mit Medizintourismus und Organhandel" verspreche.

Abbildung 17: Buchumschlag, Willi Germund: Niere gegen Geld, Reinbek bei Hamburg 2015.

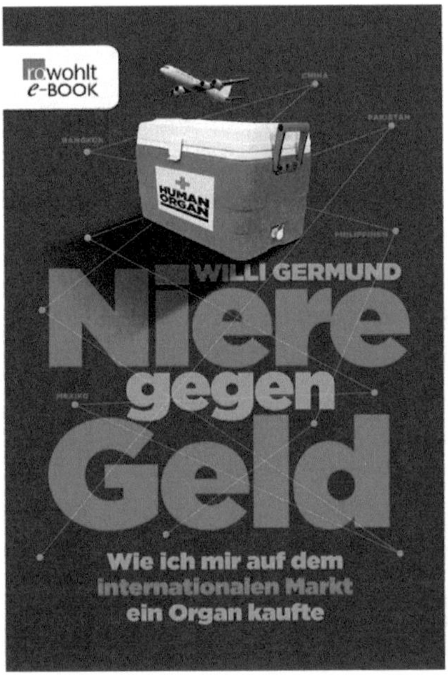

Im Gegensatz zur Tendenz des Sensationellen betont Germund im Vorwort sein authentisches Anliegen: „Dieses Buch soll keine Provokation sein. Es stellt gewiss keine Rechtfertigung für meinen Entschluss dar, mir eine neue Niere zu kaufen. Es ist aber auch keine Anleitung, wie man sich auf dem internationalen Organmarkt eine Niere, ein Herz oder gar eine Lunge besorgen kann. [...] Ich versuche mit diesem Buch in erster Linie, ungeschminkt die subjektive Sicht eines Betroffenen darzustellen. [...] Ich bin bestens mit den vielen moralischen und legalen Einwänden vertraut, die gegen den kommerziellen Transplantationsmarkt erhoben werden. Ich habe sie auch lange selbst geteilt. Während meiner Krankheit stellte ich fest, in welch atemberaubendem Tempo diese Vorbehalte an Bedeutung verloren."[4]

Für einige Lesende war diese Argumentation nachvollziehbar und regte sie zum Nachdenken an, auch wenn sie wahrscheinlich wussten, dass Organhandel moralisch zumindest umstritten und im Übrigen in Deutschland und in fast allen Ländern verboten ist.[5] Die Ärzte Zeitung bemerkte in ihrer Rezension des Buches im März 2015, dass sich der Gesundheitszustand der Verkäufer bei über der Hälfte verschlechtert habe und dass „85 Prozent der Verkäufer ihre Niere mit Sicherheit nicht mehr verkaufen [würden]".[6] Die damalige Sozialministerin Baden-Württembergs, Katrin Altpeter (SPD), schrieb zu „Niere gegen Geld" in einem Beitrag: „Das Urteil scheint klar: Schwarzmärkte für menschliche Ersatzteile wollen wir nicht, das ist unmoralisch. Ist es das? [...] Darf ein schwer kranker Mensch für sich andere moralische Maßstäbe in Anspruch nehmen? Dieser Frage möchte ich nachgehen. Nicht der juristischen Seite des Problems. Denn hier kann es nur eine Antwort geben. Germunds Handeln war ohne Zweifel ein Verstoß gegen geltendes Recht, gegen die klaren Vorschriften des Transplantationsgesetzes. Aber wie ist es mit der Moral? Gilt hier in Anlehnung an Bert Brechts Dreigroschenoper der Satz *Erst kommt das Fressen, dann die Moral*? [...] Es mag Extremsituationen geben, in denen die eigene Rettung zulasten eines Dritten nachvollziehbar und auch moralisch vertretbar scheint. Wenn es um Leben oder Tod geht! Aber trifft das auf Willi Germund zu? Ich meine: nein. [...] Willi Germund hat meines Erachtens eine falsche Entscheidung getroffen, eine moralisch anfechtbare Entscheidung."[7]

Die zusammenhängenden und unterschiedlichen Ansätze von Recht und Moral sind vielschichtig, ähnlich wie die ökonomischen und moralischen Argumentationen auch oft vereinfachend und verwirrend erscheinen. Was beim Organhandel-Schwarzmarkt eindeutig erscheint, hat das auch Geltung für eine heute mehr oder weniger gewöhnliche Behandlung? In einem Ankündigungstext zu einem Buch mit dem Titel „Vom Nierenversagen bis zur neuen Niere" findet sich 2013 der Satz: „Ein Pfleger sprach davon, alle Dialysepatienten wären Ungeheuer, weil sie ja gar nicht mehr so richtig am Leben wären."[8] Lohnt sich der „Aufwand" bei einer solch angeblich zweifelhaften Situation, wird hier gewissermaßen unter der Hand gefragt. Andererseits scheint es trotz der in Deutschland gesetzlich geregelten „Zustimmungslösung" nicht fraglich, dass hier Organe transplantiert werden, „die von Patientinnen und Patienten in den sieben anderen Eurotrans-

---

4 Willi Germund: Niere gegen Geld, Reinbek bei Hamburg 2015, S. 9 f.

5 Vgl. https://www.nierenzentrum24.de/news1504-dnev-pressemeldung.pdf (30.09.2021).

6 Vgl. https://www.aerztezeitung.de/Panorama/30000-Euro-fuer-eine-Niere-247526.html (01.10.2021).

7 Vgl. https://www.kontextwochenzeitung.de/gesellschaft/202/erst-kommt-das-fressen-dann-die-moral-2721.html (01.10.2021).

8 Vgl. https://www.amazon.de/-/en/Potthoff/dp/3943312283 (01.10.2021).

plant-Ländern entnommen wurden, ohne dass diese explizit ihre Zustimmung dafür gaben",[9] wie Bernhard Banas schreibt.

Eine medizinische Behandlung kostet Geld, die Rechnungsstellung mag absichtlich oder unabsichtlich „falsch" sein, sie in einen moralischen Kontext zu stellen, braucht eine Begründung. Die Philosophieprofessorin Petra Gehring sagte 2018: „Eine Niere zu transplantieren, ist etwa schlicht billiger als eine lebenslange Dialyse des Patienten. Und da kommen wir schon in eine ethisch bedenkliche Zone."[10] Was ist hier mit „ethisch bedenklicher Zone" gemeint? Die Ökonomisierung der Medizin? Was ist darunter zu verstehen und warum ist das „ethisch bedenklich", „bedenklich" im Sinne von zweifelhaft oder problematisch, weniger im Sinn des Darüber-Nachdenkens. Aus welcher Perspektive wird eine Zeile wie „Deutsche Organempfänger sitzen in der Komfortzone des Transplantationssystems"[11] formuliert? Könnte es für Patientinnen und Patienten nicht ein profaner, echter Vorteil sein im Sinn der verbesserten Lebensqualität? Wieso wird gerade dies ethisch oder moralisch nicht berücksichtigt?

„Welche Leben soll man retten?" Unter diesem Titel erschien im Frühjahr 2021 das Buch der Medizinethikerin Annette Dufner. In diesem Buch geht es nicht um Triage-Situationen in Kriegen oder Katastrophen, das heißt um die Klassifikation der zahlreichen Verletzten, sondern um die Prinzipien und Entscheidungsmöglichkeiten bei der Verteilung von Organen zur Transplantation. Dabei rücken Begriffe, Strategien und Abwägungen in Bezug auf Effizienz, Nutzen, Chancengleichheit oder Fairness ins Zentrum. Welche Prioritäten oder Aggregationen werden wo, wie und in welchem Interesse gesetzt oder, anders ausgedrückt, wann ist was zulässig oder moralisch relevant?

Zum Beispiel, wobei nach Dufner solche „Fälle" hypothetisch sind, aber nach Ansicht der Autorin dennoch eintreten können, also: „Wenn mehrere Spenderorgane verfügbar sind, mit denen man einer Person mit mehrfachem Organbedarf helfen kann, könnten die betreffenden Organe alternativ dafür genutzt werden, mehreren anderen Personen auf der Warteliste zu helfen, die jeweils nur ein Organ benötigen. Man hätte dann mit denselben Ressourcen mehrere Menschen statt nur eine Person gerettet."[12] Nach Dufner ist die „größere Anzahl" der Patienten zu retten, „kohärent vertretbar", weil man sich auf das „personen-neutrale Gute" als das „bessere Ergebnis"[13] berufen könne. Hier geht es nicht um Gut und Böse, sondern „nur" darum, was besser wäre. Die Frage ist allerdings, ob die Formulierung „statt *nur* eine Person" die „personen-neutrale" Perspektive degradiert.

9 Bernhard Banas: Transplantation – die Zukunft? in: DIATRA 3/21, S. 37.

10 Vgl. https://www.fnp.de/rhein-main/philosophie-professorin-koerper-nicht-ding-10422621.html (01.10.2021).

11 Ebd.

12 Annette Dufner: Welche Leben soll man retten? Eine Ethik für medizinische Hilfskonflikte, Berlin 2021, S. 26.

13 Ebd., S. 67.

Lassen sich vielleicht deshalb Argumente gegen die Rettung des Einzelnen anführen, weil er als „Fall" verdinglicht wurde, weil man nicht selbst gemeint sein kann oder es sich nicht um einen nahen Verwandten oder eine gute Freundin handelt?

Ein anderes Beispiel: „Nehmen wir an, wir hätten eine Niere, aber zwei Personen, Anne und Bob, die eine Niere benötigen. Nehmen wir des Weiteren an, dass es keinerlei Unterschiede zwischen Anne und Bob gibt, die moralisch relevant sind. Es ist also beispielsweise nicht der Fall, dass einer von beiden noch deutlich länger leben könnte oder dabei ist, ein Mittel gegen Krebs zu entdecken. Auch verfügt keiner von beiden etwa über eine vertragliche oder anderweitige vorherige Rettungszusage. In einem solchen Fall wäre uns das Weiterleben von Anne genau gleich viel wert wie das Weiterleben von Bob."[14] Ich greife diese Beispiele aus dem Zusammenhang der detaillierten, anspruchsvollen Argumentation Dufners heraus, weil sie ansonsten wahrscheinlich in den philosophischen Fachkreisen verbleiben und weil sie meines Erachtens das grundsätzliche Problem der Darstellung übergehen. Wer ist „wir"? Eine übergeordnete Instanz? Was heißt „nehmen wir an"? Ist das eine fingierte Konstruktion? Doch dann ginge es nicht um moralische Personen, sondern literarische Figuren, deren Anschaulichkeit sich eigentlich nicht auf medizinische Konstellationen beschränkt. Verkürzt gesagt, scheint eine „faire Lotterie" nach Dufner der einleuchtendste Lösungsvorschlag der Zuteilung der Niere an Anne oder Bob zu sein. Wer wirft die Münze?

Noch ein Beispiel: „Nehmen wir beispielsweise an, eine Niere würde beim Patienten Meyer eine zusätzliche Lebenserwartung von vielen Jahren und einen beträchtlichen Gewinn an Lebensqualität bedeuten. Beim Patienten Müller würde das Organ eine etwas geringere Anzahl zusätzlicher Lebensjahre und lediglich eine moderate Milderung einer Beeinträchtigung versprechen. Die Niere aus diesem Grund an Herrn Meyer zu vergeben, würde das Werturteil implizieren, dass viele Lebensjahre bei guter Lebensqualität für Herrn Meyer moralisch mehr wert sind als weniger zusätzliche Jahre mit moderaten Beschwerden von Herrn Müller. Ein solches Vorgehen, das auf implizite Weise regelmäßig auch Menschen mit Behinderungen diskriminieren würde, verstößt nach gängiger Auffassung gegen das Prinzip der Lebenswertindifferenz aus der Verfassungsrechtsprechung." Dieser verfassungsrechtliche Sachverhalt wird von Dufner zu Recht nicht extra kommentiert, denn hier handelt es sich nicht um eine Entscheidung über den vergleichend erörterten Wert, sondern um die „unantastbare Würde des Menschen".[15]

---

14 Ebd., S. 121.
15 Ebd., S. 153 f.

Das Narrativ der Nieren

Muster dominierender Erzählungen

Als Narrativ der Nieren kann vorab die Entgiftung des Körpers gelten, veranschaulicht als organische Kläranlage. „Die nieren seind ordiniert das blůt zů reinigen von der wässerigen überflüssigkeiten [...] vnnd der sinn sie zů curieren ist schwer", schreibt der Straßburger Arzt Hans von Gersdorff (um 1455–1529) am Ende des X. Kapitels seines „Feldbuches der wundarztney" 1517.[1] Das Narrativ der Nieren ist positiv, unbedingt als erhaltenswert und lebenswichtig zu verstehen. Würden die angesammelten Schadstoffe von den Nieren nicht entsorgt, stürzte das Narrativ zusammen und erschiene lebensbedrohend. Heute ist vielfach von dem oder jenem Narrativ die Rede. Was ist damit gemeint?

Als Narrativ wird in den Sozialwissenschaften laut *Wikipedia* eine „sinnstiftende Erzählung"[2] bezeichnet. Das Narrativ als Substantiv ist zu unterscheiden von den vielen verschiedenen einzelnen Erzählungen; es bildet vielmehr aus diesen ein Muster, das sowohl analysiert als auch interpretiert wird im Kontext kulturell dominierender Ansichten. Das Narrativ ist das, was die Nieren in der Gesellschaft, nicht allein in der Medizin, als Meta-Erzählung angemessen repräsentiert. Es beabsichtigt, sowohl wissenschaftliche Vorstellungen zu präzisieren und allgemein verständlich umzusetzen als auch Vorurteile durch genaue Darstellungen zu ersetzen. Ich versuche, ausgewählte Narrative, in denen Nieren, ihre Funktion oder ihre Transplantation genannt werden, im Folgenden exemplarisch aufzuzeichnen.

Seit einigen Jahren ist das Trendwort Narrativ in aller Munde.[3] Es ist im Netz auf mehreren Seiten die Rede vom „Narrativ der Pandemie", womit man die Frage nach dem Infektionsgeschehen oder der Instrumentalisierung eines Virus thematisiert. Im politischen Bereich heißt es, „das Narrativ vom Nutzen der Europäischen Union"[4] habe gelitten. In der Werbung ist es verbreitet, ein neues Produkt mit einem vielversprechenden Narrativ zu versehen.[5] Von einem Narrativ wird auch in Geschichte und Kunstgeschichte im Zusammenhang mit Kunstraub, Provenienz und Restitution gesprochen. Und spätestens jetzt wundert man sich, was

---

1 Hans von Gersdorff: Feldbuch der wundartzney, 1517, Lindau 1976, o. S.

2 Vgl. https://de.wikipedia.org/wiki/Narrativ_(Sozialwissenschaften (05.10.2021).

3 Vgl. https://www.derstandard.de/consent/tcf/story/2000100872677/ein-begriff-in-aller-munde-was-ist-dein-narrativ (05.10.2021).

4 Vgl. https://www.welt.de/debatte/kommentare/article159450529/Hinz-und-Kunz-schwafeln-heutzutage-vom-Narrativ.html (05.10.2021).

5 Vgl. https://www.sueddeutsche.de/kultur/modewort-narrativ-erzaehl-1.3640669 (05.10.2021).

dies mit den Nieren zu tun haben könnte. Doch als Teile der „Sammlung Bührle“ – der Bildersammlung eines deutsch-schweizerischen Industriellen, der lukrative Waffengeschäfte während der NS-Zeit und des Kalten Krieges machte – 2020 in einem Fernsehbeitrag präsentiert wurden, kommentierte der Historiker Erich Keller: „Im blaustichigen Kunstlicht exponiert, wirken die Gemälde fremdartig und zerbrechlich. Wie Organe vor der Transplantation.“[6] Wie ist dieser veranschaulichende Vergleich, der doch ziemlich abstrus wirkt, zu verstehen? Ich denke, dass er vor dem Hintergrund der Gleichzeitigkeit der öffentlichen Debatten um Raubkunst und Organtransplantation zum damaligen Zeitpunkt in der Schweiz steht. Hier von einem Narrativ zu sprechen, ist naheliegend. Die Kontamination der Raubkunst trifft sich angeblich mit der Abweisung der Widerspruchslösung im Kontext der Organtransplantation. Weitere Argumente oder Begründungen der Unterschiedlichkeit der Bereiche fallen weg. Aber die Vorstellung oder das „Bild“ eines Organs vor der Transplantation interessiert den Chirurgen nicht im Sinn der historischen „Aufarbeitung“, sondern in dem der Funktionsfähigkeit.

Nieren haben natürlich nicht allein das am Anfang genannte einfache und gradlinige Narrativ der „Reinigung“ als Hauptfunktion, auch die Regulation des Blutdrucks, des Säure-Base-Gleichgewichts, des Knochenstoffwechsels sowie der Bildung diverser Hormone, Vitamine, roter Blutkörperchen zählen zu ihren komplexen Koordinationsaufgaben im „Innenleben“ des Körpers.[7]

Im gesellschaftlichen Bereich ist das Narrativ aber über das Vorhandensein und die Funktionsweise der Organe selbst hinaus erweitert worden. Zum Beispiel, indem man in einem Podcast des Zürcher *Tages-Anzeigers* im Frühjahr 2021 die Frage stellt: „Wem gehören unsere Organe?“ Wird hier versucht, durch die verallgemeinerte Formulierung „unsere Organe“ einer ungerechtfertigten Individualisierung vorzubeugen? „Meine Organe“ wäre wohl zu besitzanzeigend. Möglicherweise steht hinter der Frage, dass heute die Organe zu verfügbaren Objekten geworden seien, die beliebig Menschen entnommen werden könnten, zugunsten von anderen. Das sind einzelne Erzählungen, die jedoch jeweils zu einem Ganzen zusammengefügt werden, um sich gegen oder für die Regelung der Organtransplantation hinsichtlich der Zustimmungs- oder Widerspruchslösung zu positionieren.

Vor allem die Kritik der Organtransplantation und der Organallokation – und der Nieren als den am häufigsten transplantierten Organen – versucht, ein neues Narrativ zu präsentieren. Aufgebaut wird es auf einer rechtlichen Eindeutigkeit, die es moralisch nicht gibt. Der gesellschaftliche Umgang hat oft ambivalente Züge. Diese sind aus Alltagssituationen wohl bekannt, finden aber kurzfristig eine pragmatische Lösung. Das ist in der Medizin und im Recht durch sachliche Argu-

---

6 Erich Keller: Das kontaminierte Museum, Zürich 2021, S. 9.
7 Vgl. https://www.mri.tum.de/niere-funktion-und-erkrankungen (12.10.2021).

mentation und Abklärung in Bezug auf die vorhandenen gesetzlichen Regelungen zu präzisieren. Die öffentliche soziale Kritik bezieht sich hauptsächlich auf die potenzielle Instrumentalisierung des Körpers bzw. von Körperteilen. Hier stellt sich die Frage, ob die Kritik eine sich selbst erfüllende Prophezeiung propagiert, denn kaum jemand sonst spricht von Instrumentalisierung, sondern von medizinischen Möglichkeiten in Abstimmung mit ethischen Überlegungen der Hilfe, des Beistands oder der Begleitung von kranken Menschen.

Die Theologin Ruth Baumann-Hölzle stellt die bedingungslose Integrität des Körpers vor die Möglichkeit eines Ersatzes eines Körperteils. Eine gesetzliche Widerspruchsregelung bei der Organentnahme sieht sie im Zusammenhang mit staatlichen Zwangsmaßnahmen, denn die Einwilligungspflicht für medizinische Maßnahmen gelte über den Tod hinaus. Sie vergleicht die Lage mit dem „indirekten Impfzwang", der eine „erzwungene Körperverletzung"[8] sei und durch Regelungen wie die Zertifikationspflicht und Zugangsberechtigungen (in der Pandemie) entstehe. Der Vorwurf der Instrumentalisierung erscheint meiner Ansicht nach hier als Diskriminierung gegenüber denjenigen, die sich für eine freiwillige Organspende entscheiden. Zudem ist die Organspende keinesfalls zu vergleichen mit einer Pandemie, weil es bei dem einen um einen Vertrag zwischen anonymen oder verwandten Personen geht, beim anderen um den potenziellen Angriff eines „natürlichen" Virus auf alle Menschen.

Diese Problematik, in den Worten von Jürgen Habermas ausgedrückt, lautet 2021 an einer Stelle in seinem Aufsatz „Corona und der Schutz des Lebens. Zur Grundrechtsdebatte in der pandemischen Ausnahmesituation": „Die Grenze, die die Persönlichkeitsrechte in der Pandemie an *gesetzlich vorgeschriebenen* Solidarleistungen finden, dürfte kaum mit einem aus dem Individualrecht auf Leben und körperliche Unversehrtheit abgeleiteten staatlichen Lebensschutz gerechtfertigt werden können. Denn der Auslöser für die Intervention des Staates ist nicht die Gefährdung von Leben und Gesundheit eines jeweils bestimmten Individuums, sondern ein statistisch abzuschätzendes Infektions- und Sterberisiko für die Bevölkerung im Ganzen, das den Staat zum Handeln nötigt."[9] Das neue Narrativ wäre nach Habermas eher in der „aggressiven und verschwörungstheoretisch begründeten Verleugnung" zu sehen.

Sybille Berg befürchtet, dass mit der Zertifikatspflicht „die Infrastruktur für eine totale Überwachung gelegt werden" könne und dies sei „der erste Schritt in eine mögliche Dystopie".[10] Als Schriftstellerin kennt sie sich aus mit literarischen

---

8 Vgl. https://www.nzz.ch/feuilleton/corona-der-mensch-verliert-in-der-pandemie-seine-wuerde-ld.1648698 (06.10.2021).

9 Vgl. https://www.blaetter.de/ausgabe/2021/september/corona-und-der-schutz-des-lebens (11.10.2021).

10 Vgl. https://www.nzz.ch/feuilleton/covid-19-politik-sibylle-berg-warnt-vor-dem-ueberwachungsstaat-ld.1649908 (12.10.2021).

Dystopien. Nach Duden ist eine Dystopie im Bereich der Literatur eine „fiktionale, in der Zukunft spielende Erzählung mit negativem Ausgang“, im Gegensatz zur hoffnungsvollen Utopie. (Nebenbei eingefügt: In medizinischem Gebrauch bezeichnet Dystopie „das Vorkommen von Organen an ungewöhnlichen Stellen“.[11]) Im Zusammenhang mit der literarischen Dystopie und den zu erwartenden, noch imaginären universellen Überwachungsmaßnahmen wird häufig auf George Orwells (1903–1950) 1949 erschienenen Roman „1984“ hingewiesen. Die Realität stellte sich dann im Jahr 1984 mehrheitlich anders dar als im Roman, dessen poetische Bedeutung dadurch nicht gemindert wird.

Was hier angesprochen oder eben erzählt wird, kann jedoch Relevanz in Richtung der Entscheidung, Beurteilung und Beeinflussung hinsichtlich Organtransplantation, Organspende und Dialyse haben. Grundsätzlich lassen sich Darstellungen, die sich über den engeren klinischen Bereich hinaus äußern, mit dem verknüpfen, was „narrative Medizin“ genannt wird. „Narrative Medizin kann einen wichtigen Beitrag leisten, um den individuellen Menschen in der Medizin wieder in den Mittelpunkt zu nehmen“, so die Sprecherin des „Netzwerks für Narrative Medizin“, Anita Wohlmann.[12] Das Narrativ beruht in diesem Zusammenhang auf zahlreichen Erfahrungsberichten.[13] Der Begriff „narrative Medizin“ wird sowohl in Abgrenzung als auch Ergänzung zum evidenzbasierten Vorgehen begriffen, allerdings erscheint es problematisch, den gewissermaßen gewöhnlichen medizinischen Behandlungen generell eine die Menschen verdinglichende Sicht zu unterstellen. Narrative Interviews ergeben vielfältige Erzählungen, „interessante Patientennarrative mit teils widersprüchlichen Affekten, die um die zentralen Themen der Aneignung der Transplantatorgane und der Selbst- und Identitätssicherung zentriert sind“,[14] wie eine Studie resümiert. Eine psychologisch-emotionale Ausrichtung wäre auch im Rahmen dessen zu sehen, dass die mannigfaltigen „kleinen Erzählungen“ zugleich übergreifende rationale Momente und Einsichten symbolisieren und repräsentieren können. Weil unabwendbar „der Mensch der in Geschichten Verstrickte ist“,[15] wie der Jurist und Philosoph Wilhelm Schapp 1953 schrieb. Menschen existieren sozusagen durch ihre Geschichten. Das kulturgeschichtliche Narrativ der Nieren ist geprägt von einer produktiven Ambivalenz zwischen Utopien und Dystopien. Es bewegt sich zwischen neuen Ideologien, naheliegenden Tendenzen, vorherrschenden Ansichten und medizinischen Fortschritten.

---

11 Vgl. https://www.duden.de/rechtschreibung/Dystopie (12.10.2021).

12 Vgl. https://www.uniklinik-duesseldorf.de/patienten-besucher/klinikeninstitutezentren/institut-fuer-allgemeinmedizin/aktuelles-aus-dem-institut-fuer-allgemeinmedizin/detail/deutsches-netzwerk-fuer-narrative-medizin-gegruendet-und-mit-eigener-webseite-praesent (02.02.2025).

13 Vgl. https://de.wikipedia.org/w/index.php?title=Narrative_Medizin (05.10.2021).

14 Vgl. https://www.jstor.org/stable/23869368 (05.10.2021).

15 Wilhelm Schapp: In Geschichten verstrickt, Frankfurt a. M. 2004, S. 123.